老年综合评估标准数据集（2024 版）

名誉主编　保志军　尹远芳　李　瑾　何　萍

主　　编　曲新凯　尤丽珏　姚　菁

上海科学技术出版社

图书在版编目（CIP）数据

老年综合评估标准数据集：2024版 / 曲新凯，尤丽
珏，姚菁主编. -- 上海：上海科学技术出版社，2024.
6. -- ISBN 978-7-5478-6664-1

Ⅰ．R161.7-65

中国国家版本馆CIP数据核字第2024HZ2676号

老年综合评估标准数据集（2024 版）

主编　曲新凯　尤丽珏　姚　菁

上海世纪出版(集团)有限公司
上海科学技术出版社　出版、发行
(上海市闵行区号景路 159 弄 A 座 9F - 10F)
邮政编码 201101　www.sstp.cn
上海普顺印刷包装有限公司印刷
开本 787×1092　1/16　印张 15.25
字数 340 千字
2024 年 6 月第 1 版　2024 年 6 月第 1 次印刷
ISBN 978 - 7 - 5478 - 6664 - 1/R·3033
定价：118.00 元

本书如有缺页、错装或坏损等严重质量问题，请向印刷厂联系调换

内 容 提 要

本数据集梳理并整合了包括患者基本信息、患病状况、躯体功能状态、营养、心理、社会支持等多维度的评估内容，将国际公认的标准化评估表单融入其中。本书旨在依托于多维度全面评估老年人健康状况的标准化工具，建立统一的老年综合评估规范化流程，协助专业数据库建设，并方便不同数据库导出统一数据，以支持老年医学的临床诊疗和研究工作的开展。

本书可供老年医学科、康复科、营养科、神经心理科医师，护理人员、药剂师、社会工作者，以及医院信息管理和科研人员参考阅读。

编 委 会

前　言

在编纂《老年综合评估标准数据集》之际，我们站在了医学科学与技术飞速发展的前沿，尤其是在老年医学这一领域。随着人口老龄化的加速，老年人的健康问题日益受到全社会的广泛关注。老年综合评估作为评价老年人健康状态的多维度工具，其重要性不言而喻。然而，在实践中，由于缺乏统一标准化的评估工具和流程，不同机构之间的数据往往难以进行有效比较和共享，这无疑限制了老年医学研究与临床应用的进步。

本数据集的编写，得到了上海申康医院发展中心的指导，以及复旦大学附属华东医院、上海交通大学医学院附属第一人民医院、上海交通大学医学院附属第六人民医院、同济大学附属第十人民医院、上海交通大学医学院附属瑞金医院、上海交通大学医学院附属新华医院、上海交通大学医学院附属仁济医院、上海交通大学医学院附属第九人民医院、同济大学附属同济医院、复旦大学附属中山医院、复旦大学附属华山医院、上海中医药大学附属龙华医院、上海中医药大学附属曙光医院、上海中医药大学附属岳阳中西医结合医院、同济大学附属养志康复医院（上海市阳光康复中心）等多家单位的老年医学科专家、学者的共同努力和贡献。

在编写过程中，我们深刻认识到老年综合评估不仅仅是对老年人身体状况的评估，更包括心理、社会支持等多维度的综合评价。因此，我们梳理并整合了患者基本信息、患病状况、躯体功能状态、营养、心理、社会支持等多维度的评估内容，并将国际公认的标准化评估表单融入其中。我们的目标是建立一套统一的老年综合评估规范化流程，不仅方便专业数据库的建设，也使得不同数据库能够导出统一的数据，以支持老年医学的临床诊疗和研究工作。

《老年综合评估标准数据集》的发布，标志着我们在老年医学领域迈出了重要的一步。这不仅为不同医疗机构间的数据交流和合作搭建了桥梁，也极大地促进了老年医学研究的深入发展。更重要的是，这一成果将有助于提高老年人的医疗护理质量，促进老年人的健康和福祉。

我们深信，随着《老年综合评估标准数据集》的广泛应用，老年医学领域的科学研究和临床实践将得到进一步的促进和发展。在此，我们向所有参与本项目的单位和个人表示衷心的感谢，同时期待与国内外同行的进一步交流与合作，共同推动老年医学领域的繁荣发展。

（曲新凯）

2024 年 3 月

目　　录

附　录

第一部分
数据集说明

（一）老年综合评估标准数据集

模块参照国内外术语规范,国家电子病历及信息化行业标准,内容参考国内外权威书籍、高影响因子或高引用率文献,由复旦大学附属华东医院牵头,征集各分中心及网络单位的专家学者建议审核制定。为多源数据交换建立统一、可对话的行业标准。全数据集从医学和数据两个纬度进行构建,共集成64个模块,890个字段。此数据集中的数据元由模块名、序号、数据元名称、值域/数据格式、数据元说明、数据加工类型构成。其中:

（1）模块名:数据的一级分类,亦可称为"域名"。

（2）序号:数据元的编码符号。

（3）数据元名称:用于标识数据元的方式,由一个或多个词构成。

（4）值域/数据格式:参考指南和文献兼顾本领域实用性,囊括最大可能范围的数据。

（5）数据加工类型:根据数据来源及数据上层加工处理,数据加工主要分为两类。

1）分别直接映射存储规范的数据,如检验数据。

2）需要通过结构化和归一算法,将大段自然语言处理为标准字段及阈值,并可进行统计分析,如现病史或主诉中的症状。

（二）数据集使用授权

老年综合评估标准数据集使用权限(版权)及相关商标为复旦大学附属华东医院所有,开放共享给国内同行交流学习,如学术中使用本数据集,须经上海市级医院老年医学科专科联盟同意,并注明数据标准出处。

第二部分
临床研究版数据集

人 口 学 信 息

人 口 学 信 息	
患者唯一识别码	＿＿＿＿＿＿＿
姓名	＿＿＿＿＿＿＿
出生日期	|＿|＿|＿|＿|年|＿|＿|月|＿|＿|日
性别	□ 男;□ 女;□ 未说明的性别
民族	(GB/T 3304—1991 民族代码)
ABO血型	□ A;□ B;□ O;□ AB;□ 不详;□ 未查
Rh血型	□ 阴性;□ 阳性;□ 不详;□ 未查
国籍及地区	(GB/T 2659—2000 世界各国和地区名称代码)
婚姻状况	□ 未婚;□ 已婚;□ 丧偶;□ 离婚;□ 未说明的婚姻状况
最高教育程度	□ 文盲;□ 小学;□ 初中;□ 高中/中专;□ 大专/大学;□ 研究生及以上
职业类型	□ 国家公务员;□ 专业技术人员;□ 职员;□ 企业管理人员;□ 工人;□ 农民;□ 学生;□ 现役军人;□ 自由职业者;□ 个体经营者;□ 无业人员;□ 退(离)休人员;□ 其他＿＿＿＿＿
证件类型	□ 身份证;□ 军官证;□ 医保卡;□ 新农合卡;□ 护照;□ 其他＿＿＿＿＿
证件号码	|＿|＿|＿|＿|＿|＿|＿|＿|＿|＿|＿|＿|＿|＿|＿|＿|＿|＿|

人 口 学 信 息	
联系电话	_____
出生地	_____省（自治区、直辖市）_____市（地区、州）_____县（市、区）_____乡（镇、街道办事处）_____村（街、路、弄）
籍贯	_____省（自治区、直辖市）____市（地区、州）
现住址	_____省（自治区、直辖市）_____市（地区、州）_____县（市、区）_____乡（镇、街道办事处）_____村（街、路、弄）
联系人姓名	_____
联系人关系	□ 配偶；□ 父母；□ 兄弟姐妹；□ 子女；□ 其他_____
联系人电话	_____
联系人其他联系方式	_____

就 诊 信 息

就 诊 信 息	
患者编号	＿＿＿＿＿＿＿
就诊编号	＿＿＿＿＿＿＿
门诊号/急诊号/住院号	|_|_|_|_|_|_|_|_|
年龄（岁）	|_|_|
就诊科室/入院科室	＿＿＿＿＿＿＿
接诊医生/主治医生	＿＿＿＿＿＿＿
就诊日期/入院日期	|_|_|_|_|年|_|_|月|_|_|日
入院途径（仅住院填写）	□ 急诊；□ 门诊；□ 其他医疗机构转入；□ 其他＿＿＿＿
出院科室（仅住院填写）	＿＿＿＿＿＿
出院日期（仅住院填写）	|_|_|_|_|年|_|_|月|_|_|日
总住院天数（天）（仅住院填写）	|_|_|_|
离院方式（仅住院填写）	□ 医嘱离院；□ 医嘱转院；□ 医嘱转社区卫生服务机构/乡镇卫生院；□ 非医嘱离院；□ 死亡；□ 其他＿＿＿＿

病 史 信 息

（一）主诉及症状

主 诉 及 症 状	
主诉	_____
现病史	_____
有无症状/体征	□ 无/体检发现；□ 有（若有，填写以下信息）
听力障碍	□ 无；□ 有
咀嚼障碍	□ 无；□ 有
吞咽障碍	□ 无；□ 有
疼痛	□ 无；□ 有（若有，填写疼痛部位及性质）
疼痛部位及性质	_____
乏力/疲倦	□ 无；□ 有
呼吸困难	□ 无；□ 有
咳嗽	□ 无；□ 有
气促	□ 无；□ 有
喘鸣	□ 无；□ 有
腹胀	□ 无；□ 有

主　诉　及　症　状	
卧床	☐ 否;☐ 是
轮椅代步	☐ 否;☐ 是
行走困难	☐ 无;☐ 有
步态异常	☐ 无;☐ 有(若有,填写步态异常情况)
步态异常情况	☐ 蹒跚步态;☐ 醉酒步态;☐ 共济失调步态;☐ 慌张步态;☐ 间歇性跛行;☐ 剪刀步态;☐ 跨阈步态;☐ 其他_____
体重下降	☐ 无;☐ 有
记忆力减退	☐ 无;☐ 有
水肿	☐ 无;☐ 有(若有,填写水肿情况)
水肿情况(水肿的部位严重程度性质等)	_____
饮食	☐ 正常;☐ 异常(若有,填写饮食异常情况)
饮食异常情况	☐ 食欲下降;☐ 食欲亢进;☐ 其他_____
睡眠	☐ 正常;☐ 异常(若有,填写睡眠异常情况)
睡眠异常情况	☐ 入睡困难;☐ 失眠;☐ 早醒;☐ 醒后难以入睡;☐ 过度嗜睡;☐ 其他_____
大便	☐ 正常;☐ 异常(若有,填写大便异常情况)
大便异常情况	☐ 便秘;☐ 腹泻;☐ 黑便;☐ 脓血便;☐ 大便失禁;☐ 其他_____
小便	☐ 正常;☐ 异常(若有,填写小便异常情况)
小便异常情况	☐ 量少;☐ 量多;☐ 尿频;☐ 尿急;☐ 尿痛;☐ 排尿困难;☐ 小便失禁;☐ 肉眼血尿;☐ 其他_____

主 诉 及 症 状	
其他症状/体征	□ 无;□ 有(若有,填写其他症状/体征情况)
其他症状/体征情况	_____

（二）既往病史

既 往 病 史		
既往病史	□ 无;□ 有(若有,填写以下内容)	
既往疾病分类	**既 往 疾 病 名 称**	**既往疾病病程**
□ 肺部疾病	□ 慢性阻塞性肺疾病;□ 支气管哮喘;□ 支气管扩张;□ 慢性支气管炎;□ 肺炎;□ 肺结核;□ 间质性肺疾病;□ 肺血栓栓塞症;□ 肺动脉高压;□ 气胸;□ 其他_____	|__|__|__|__|年|__|__|月|__|__|日
□ 心脑血管疾病	□ 冠状动脉粥样硬化性心脏病;□ 急性心肌梗死;□ 心力衰竭;□ 心律失常;□ 高血压;□ 脑出血;□ 脑梗死;□ 心肌病;□ 心脏瓣膜病;□ 先天性心脏病;□ 感染性心内膜炎;□ 闭塞性周围动脉粥样硬化;□ 静脉血栓症;□ 其他_____	|__|__|__|__|年|__|__|月|__|__|日
□ 消化系统疾病	□ 胃食管反流;□ 食管溃疡;□ 胃溃疡;□ 胃炎;□ 幽门梗阻;□ 十二指肠溃疡;□ 十二指肠梗阻;□ 消化道出血;□ 消化不良;□ 阑尾炎;□ 腹股沟疝;□ 克罗恩病;□ 溃疡性结肠炎;□ 腹膜炎;□ 肝炎;□ 肝硬化;□ 脂肪肝;□ 肝衰竭;□ 门静脉高压;□ 胆石症;□ 胆囊炎;□ 胰腺炎;□ 其他_____	|__|__|__|__|年|__|__|月|__|__|日

既往疾病分类	既往疾病名称	既往疾病病程
□ 内分泌/代谢性疾病	□ 1型糖尿病；□ 2型糖尿病；□ 高脂血症；□ 高尿酸血症；□ 痛风；□ 甲状腺功能减退；□ 甲状腺功能亢进；□ 甲状旁腺功能减退；□ 甲状腺炎；□ 肾上腺功能减退；□ 嗜铬细胞瘤；□ 垂体功能减退；□ 垂体瘤；□ 其他_____	|＿|＿|＿|＿|年|＿|＿|月|＿|＿|日
□ 恶性肿瘤	□ 甲状腺癌；□ 乳腺癌；□ 肺癌；□ 食管癌；□ 胃癌；□ 肝癌；□ 胆囊癌；□ 胰腺癌；□ 结直肠癌；□ 口腔癌；□ 鼻咽癌；□ 宫颈癌；□ 卵巢癌；□ 其他_____	|＿|＿|＿|＿|年|＿|＿|月|＿|＿|日
□ 其他	□ 急性骨髓损伤；□ 骨折；□ 颅脑损伤；□ 脓毒症；□ 其他_____	|＿|＿|＿|＿|年|＿|＿|月|＿|＿|日

（三）既往手术外伤史

既 往 手 术 外 伤 史	
既往颅脑手术	□ 无；□ 有（若有，填写既往颅脑手术详情）
既往颅脑手术详情	_____
既往心脏手术	□ 无；□ 有（若有，填写既往心脏手术详情）
既往心脏手术详情	_____
既往肺部手术	□ 无；□ 有（若有，填写既往肺部手术详情）
既往肺部手术详情	_____
既往腹部手术	□ 无；□ 有（若有，填写既往腹部手术详情）
既往腹部手术详情	_____

既往手术外伤史	
既往四肢关节手术	□ 无;□ 有(若有,填写既往腹部手术详情)
既往四肢关节手术详情	_____
既往其他手术	□ 无;□ 有(若有,填写既往其他手术详情)
既往其他手术详情	_____
既往外伤史	□ 无;□ 有(若有,填写既往外伤情况)
既往外伤情况	_____

(四) 嗜好品信息

嗜好品信息		
吸烟暴露史	吸烟情况	□ 从未吸烟;□ 吸烟;□ 已戒烟;□ 不详
	吸烟持续时长	|_|_|年|_|_|月
	平均每日吸烟数量(支)	|_|_|
	戒烟时长	|_|_|年|_|_|月
饮酒暴露史	饮酒情况	□ 从未饮酒;□ 饮酒;□ 已戒酒;□ 不详
	饮酒持续时长	|_|_|年|_|_|月
	平均每日饮酒量(mL)	|_|_|
	戒酒时长	|_|_|年|_|_|月

(五) 家族史

家　族　史		
家　族　关　系	疾　病　种　类	发　病　年　龄
□ 父亲;□ 母亲;□ 祖父;□ 祖母; □ 儿子;□ 女儿;□ 兄弟;□ 姐妹; □ 外祖父;□ 外祖母;□ 其他亲属 _____	□ 高血压;□ 糖尿病;□ 冠心病;□ 肺气肿;□ 慢性阻塞性肺疾病;□ 心肌梗死;□ 脑梗死;□ 静脉血栓栓塞;□ 精神类疾病,具体类型_____;□ 风湿性疾病,具体类型_____;□ 恶性肿瘤,具体类型_____;□ 其他_____	|_|_|岁

* 多条记录可增加行。

(六) 体格检查

体　格　检　查	
发育情况	□ 正常;□ 落后;□ 超前;□ 未查
营养情况	□ 过度;□ 良好;□ 中等;□ 不良;□ 未查
意识状态	□ 清醒;□ 嗜睡;□ 意识模糊;□ 昏睡;□ 谵妄;□ 浅昏迷;□ 中昏迷;□ 深昏迷;□ 未查
体型	□ 匀称型;□ 瘦长型(消瘦);□ 矮胖型(肥胖);□ 未查
体位	□ 自主体位;□ 被动体位;□ 强迫体位;□ 未查
皮肤黏膜色泽	□ 正常;□ 异常;□ 未查
皮疹	□ 无;□ 有;□ 未查
毛发分布	□ 正常;□ 异常;□ 未查
全身浅表淋巴结	□ 正常;□ 异常;□ 未查
气管位置	□ 居中;□ 偏左侧;□ 偏右侧;□ 未查

体 格 检 查	
甲状腺	☐ 正常;☐ 异常;☐ 未查
胸廓畸形	☐ 无;☐ 有;☐ 未查
呼吸运动是否对称	☐ 否;☐ 是;☐ 未查
左肺呼吸音强度	☐ 增强;☐ 减弱;☐ 无异常;☐ 未查
右肺呼吸音强度	☐ 增强;☐ 减弱;☐ 无异常;☐ 未查
左肺异常呼吸音	☐ 干性啰音;☐ 湿性啰音;☐ 干湿性啰音;☐ 喘鸣音;☐ 无异常;☐ 未查
右肺异常呼吸音	☐ 干性啰音;☐ 湿性啰音;☐ 干湿性啰音;☐ 喘鸣音;☐ 无异常;☐ 未查
心律不齐	☐ 无;☐ 有;☐ 未查
心音强度	☐ 增强;☐ 减弱;☐ 无异常;☐ 未查
心脏杂音	☐ 无;☐ 有;☐ 未查
额外心音	☐ 无;☐ 有;☐ 未查
心包摩擦音	☐ 无;☐ 有;☐ 未查
腹部及腹股沟外形	☐ 平坦;☐ 凹陷;☐ 膨隆;☐ 未查
肝肿大	☐ 无;☐ 有;☐ 未查
脾肿大	☐ 无;☐ 有;☐ 未查
腹部及腹股沟压痛	☐ 无;☐ 有;☐ 未查
外生殖器畸形	☐ 无;☐ 有;☐ 未查
专科检查	☐ 无;☐ 有(若有,填写专科检查情况);☐ 未查
专科检查情况	＿＿＿＿＿

第二部分 临床研究版数据集

（七）生命体征

生 命 体 征		
检 查 项 目	检 查 结 果	检 查 时 间
体温(℃)	|__|__|.|__|	|__|__|__|__|年|__|__|月|__|__|日|__|__|时|__|__|分
心率(次/min)	|__|__|__|	|__|__|__|__|年|__|__|月|__|__|日|__|__|时|__|__|分
呼吸(次/min)	|__|__|__|	|__|__|__|__|年|__|__|月|__|__|日|__|__|时|__|__|分
血压-收缩压(mmHg)	|__|__|__|	|__|__|__|__|年|__|__|月|__|__|日|__|__|时|__|__|分
血压-舒张压(mmHg)	|__|__|__|	|__|__|__|__|年|__|__|月|__|__|日|__|__|时|__|__|分
身高(cm)	|__|__|__|	|__|__|__|__|年|__|__|月|__|__|日|__|__|时|__|__|分
体重(kg)	|__|__|__|	|__|__|__|__|年|__|__|月|__|__|日|__|__|时|__|__|分

＊多条记录可增加行。

实 验 室 检 查

实 验 室 检 查								
报告名称	项目名称	结果	单位	异常标识符	参考值范围	样本来源	送检时间	报告时间
_____	_____	_____	_____	_____	_____	□ 静脉血;□ 动脉血;□ 尿液;□ 粪便;□ 其他 _____	|__|__|__|__|年 |__|__|月|__|__|日|__|__|时|__|__|分	|__|__|__|__|年|__|__|月|__|__|日|__|__|时|__|__|分

* 多条记录可增加行。

五

辅 助 检 查

辅 助 检 查					
检 查 类 型	检 查 名 称	检 查 部 位	检 查 描 述	检 查 结 论	检 查 时 间
□ 心电图;□ 超声;□ X光;□ CT;□ MRI;□ 骨密度;□ 超声心动图;□ 24 小时动态血压;□ 其他_____	_____	_____	_____	_____	|__|__|__|__|年|__|__|月|__|__|日|__|__|时|__|__|分

＊多条记录可增加行。

老年综合评估标准数据集(2024 版)

诊 断 信 息

诊 断 信 息				
诊断类型	诊断名称	是否主要诊断	ICD 编码	诊断日期
□ 出院诊断；□ 入院诊断；□ 门诊诊断	_____	□ 否；□ 是；□ 不详	_____	|＿|＿|＿|＿|年|＿|＿|月|＿|＿|日

* 多条记录可增加行。

老年综合评估

（一）老年病学筛选评估

◉ 简易老年病学筛选评估表

简易老年病学筛选评估表		
视力	从事日常活动时,会因视力不佳受影响	□ 否;□ 是(若是,眼科专科就诊)
	视力量表检查结果＜20/40	□ 否;□ 是(若是,眼科专科就诊)
听力	在患者侧方距耳 15～30 cm 处轻声说话能否听到	□ 听得到;□ 听不到(若听不到,填写是否耳垢积塞)
	耳垢积塞	□ 否(若否,填写听力检测结果);□ 是(若是,清理后再测试,仍听不到,填写听力检测结果)
	听力测量仪设定在 40 dB,测定 1 000 及 2 000 Hz 时的听力	□ 双耳都能听到;□ 左耳听不到(若选此项,五官科专科就诊);□ 右耳听不到(若选此项,五官科专科就诊);□ 双耳均听不到(若选此项,五官科专科就诊)
上肢功能	双手举起放于头部后方	□ 可以完成;□ 无法完成(若无法完成,建议关节检查,必要时考虑康复)
	拿起笔	□ 可以完成;□ 无法完成(若无法完成,建议关节检查,必要时考虑康复)
下肢功能	从椅子起身,尽快往前走 3 m,再转身走回椅子,然后坐下,并计时	□ 动作过程中出现问题,无法于 15 s 内完成;□ 跌倒;□ 可以正常完成

简易老年病学筛选评估表		
尿失禁	过去 1 年中是否有不自主漏尿而弄湿裤子的情形	□ 否;□ 是
	不自主漏尿的总天数是否超过 6 天以上	□ 否;□ 是
营养状态	过去半年间,体重是否减轻>5%	□ 否;□ 是
	$BMI < 18.5 \ kg/m^2$	□ 否;□ 是
记忆	请患者记住 3 个名词 1 min 后再询问	□ 可以说出 3 个名词;□ 无法说出 3 个名词
抑郁	是否常觉得难过或忧郁	□ 否;□ 是
活动功能	费力活动(快走、脚踏车),粗重的家务(擦窗户或地板),购物,洗澡或穿衣是否有困难	□ 否;□ 是

(二) 躯体功能状态评估

◉ 基本日常生活活动能力评定量表(BADL)

基本日常生活活动能力评定量表(BADL)	
评估日期	|＿|＿|＿|＿|年|＿|＿|月|＿|＿|日
控制大便	□ 昏迷或失禁(0 分);□ 偶尔失禁(每周<1 次,5 分);□ 能控制(10 分)
控制小便	□ 失禁或昏迷或需他人导尿(0 分);□ 偶尔失禁(每 24 h<1 次或每周>1 次,5 分);□ 能控制(10 分)
梳洗修饰	□ 依赖(0 分);□ 自理(能独立完成洗脸、梳头、刷牙、剃须,5 分)
如厕	□ 依赖(0 分);□ 需部分帮助(5 分);□ 自理(10 分)

基本日常生活活动能力评定量表（BADL）
进食	□ 较大和完全依赖(0分)；□ 需部分帮助(夹菜、盛饭,5分)；□ 全面自理(10分)
床椅转移	□ 完全依赖别人(0分)；□ 需大量帮助(2人),能坐(5分)；□ 需小量帮助(1人),或监护(10分)；□ 完全自理(15分)
行走	□ 不能走(0分)；□ 在轮椅上独立行动(5分)；□ 需1人帮助(体力活语言督导,10分)；□ 独自步行(可用辅助器具,15分)
穿衣	□ 依赖(0分)；□ 需一半帮助(5分)；□ 自理(系开纽扣、开关拉链和穿鞋,10分)
洗澡	□ 依赖(0分)；□ 自理(5分)
上下楼梯	□ 不能(0分)；□ 需帮助(5分)；□ 自理(10分)
BADL评估结果(分)	|＿|＿|＿|
评估人	＿＿＿＿＿＿
自理能力等级分类	□ 重度依赖(0～40分)；□ 中度依赖(41～60分)；□ 轻度依赖(61～99分)；□ 无须依赖(100分)

◉ 工具性日常生活活动能力(IADL)

工具性日常生活活动能力（IADL）
评估日期	|＿|＿|＿|＿|年|＿|＿|月|＿|＿|日
使用电话的能力	□ 自发自动使用电话(查电话号码、拨号等,1分)；□ 只会拨几个熟知的电话(1分)；□ 会接电话,但不会拨号(1分)；□ 完全不会使用电话(0分)
上街购物	□ 独立处理所有的购物需求(1分)；□ 可以独立执行小额购物(0分)；□ 每一次上街购物都需要有人陪伴(0分)；□ 完全不会上街购物(0分)
做饭	□ 独立计划、烹煮和摆设一顿适当的饭菜(1分)；□ 如果准备好一切作料,会做一顿适当的饭菜(1分)；□ 会将已做好的饭菜加热和摆设,或会做饭,但做得不够充分(0分)；□ 需要别人把饭菜煮好、摆好(0分)

工具性日常生活活动能力（IADL）	
做家务	□ 能单独处理家务或偶尔需要协助,例如：帮忙比较重的家务(1分);□ 能做较轻的家务,例如：洗碗、铺床、叠被(1分);□ 所有的家务都需要别人协助(1分);□ 完全不会做家务(0分)
洗衣	□ 会洗所有的个人衣物(1分);□ 会洗小件衣物,例如：清洗袜子、裤袜等(0分);□ 所有的衣物都要由别人代洗(0分)
使用交通工具	□ 能自己搭乘公共交通或自己开车(1分);□ 能自己搭出租车,但不会搭公共交通工具(1分);□ 当有人协助或陪伴时,可以搭公共交通工具(1分);□ 只能在别人协助下搭出租车或私用车(0分);□ 完全不能出门(0分)
自己负责用药	□ 能自己负责在正确的时间,服用正确的药物(1分);□ 如果事先将药物的分量备妥,可以自行服用(0分);□ 不能自己负责服药(0分)
财务管理	□ 独立处理财务(自己做预算、写支票、付租金、付账单、上银行,自己汇集收入并清楚支用状况,1分);□ 可以处理日常的购买,但需要别人协助与银行的往来,或大宗的购买等(1分);□ 不能处理钱财(0分)
IADL 评估结果(分)	|_|_|_|
IADL 评估结果分类	□ 正常(8分);□ 轻度依赖(6～7分);□ 中度依赖(3～5分);□ 严重依赖(≤2分)
评估人	_____

◎ 计时起立-行走测试法

计时起立-行走测试法	方法：让受试者从椅子(46 cm 高,无扶手)起身,尽快往前走 3 m,然后转身回到椅子上坐下(共行走 6 m)
评估日期	|_|_|_|_|年|_|_|月|_|_|日
完成时间(s)	|_|_|_|
完成时间评分	□ 阴性;□ 阳性(请评估简易体能状况量表)
步态及危险性评分	□ 阴性;□ 阳性(请评估简易体能状况量表)

计时起立-行走测试法	方法：让受试者从椅子(46 cm 高,无扶手)起身,尽快往前走 3 m,然后转身回到椅子上坐下(共行走 6 m)
助行具	□ 阴性;□ 阳性(请评估简易体能状况量表)
评估有无异常	□ 有(请评估简易体能状况量表);□ 无
评估人	_____

● 简易体能状况量表(SPPB)

简易体能状况量表(SPPB)		
评估日期		|__|__|__|__|年|__|__|月|__|__|日
平衡测试：在三个原地站立的位置各站立 10 s。用三个位置的得分总和作为此项测试得分	A. 并排站立	□ 1分：保持 10 s;□ 0 分：未保持 10 s;□ 0 分：不尝试(如果不尝试,结束平衡测试)
	B. 半足距站立	□ 1分：保持 10 s;□ 0 分：未保持 10 s;□ 0 分：不尝试(如果不尝试,结束平衡测试)
	C.全足距站立	□ 2分：保持 10 s;□ 1 分：保持 3～9. 99 s;□ 0 分：保持<3 s;□ 0 分：不尝试
步行速度测试	步行 4 m 的时间	□ 4分：<4. 82 s;□ 3 分：4. 82～6. 20 s;□ 2 分：6. 21～8. 70 s;□ 1 分：>8. 70 s;□ 0 分：不能完成
椅子起立测试(椅子高 46 cm,无扶手)	5 次椅子起立动作的时间(双手交叉胸前,尽可能快地起立坐下)	□ 4分：<11. 19 s;□ 3 分：11. 2～13. 69 s;□ 2 分：13. 7～16. 69 s;□ 1 分：16. 7～59. 9 s;□ 0 分：>60 s 或不能完成
最终 SPPB 得分(以上三个测试得分的总和)		□ 0～6 分：较差;□ 7～9 分：中等;□ 10～12 分：良好
评估人		_____

◉ Tinetti 评估量表

Tinetti 评估量表		
评估日期	|_|_|_|_|年|_|_|月|_|_|日	
平衡评估量表	坐位平衡	□ 斜靠在椅子里或易滑落(0分);□ 稳定,安全(1分)
	起立过程	□ 无他人帮助不能站起(0分);□ 需要用上肢帮助,才能站起(1分);□ 不需要上肢参与,即能站起(2分)
	起立始动过程	□ 无他人帮助不能完成(0分);□ 需要>1次的尝试,才能完成(1分);□ 1次的尝试,即能完成(2分)
	即刻站立平衡(前5 s内)	□ 不稳定(摇晃,脚移动,躯干摆动,0分);□ 稳定,但需要应用助步器或其他支持(1分);□ 稳定,不需要任何支持(2分)
	站立平衡	□ 不稳定(0分);□ 稳定,但步基宽和需要支持(1分);□ 步基窄且不需要支持(2分)
	轻推试验	□ 开始跌倒(0分);□ 摇晃,需要抓扶东西(1分);□ 稳定(2分)
	闭目	□ 不稳定(0分);□ 稳定(1分)
	转身360度-步伐	□ 不连续(0分);□ 连续(1分)
	转身360度-稳定性	□ 不稳定(需要抓握东西,摇晃,0分);□ 稳定(1分)
	坐下过程	□ 不安全(距离判断异常,跌进椅子,0分);□ 用上肢协助,或动作不流畅(1分);□ 安全,动作流畅(2分)
	平衡评估结果(分)	|_|_|
步态评估量表	是否使用辅具	□ 是;□ 否
	使用辅助工具走3 m 的时间(s)	|_|_|
	起步	□ 有迟疑,或须尝试多次方能启动(0分);□ 正常启动(1分)

Tinetti 评估量表		
步态评估量表	抬脚高度-左脚跨步	□ 脚拖地,或抬高大于 3～5 cm(0 分);□ 脚完全离地,但不超过 3～5 cm(1 分)
	抬脚高度-右脚跨步	□ 脚拖地,或抬高大于 3～5 cm(0 分);□ 脚完全离地,但不超过 3～5 cm(1 分)
	步长-左脚跨步	□ 跨步的脚未超过站立的对侧脚(0 分);□ 有超过站立的对侧脚(1 分)
	步长-右脚跨步	□ 跨步的脚未超过站立的对侧脚(0 分);□ 有超过站立的对侧脚(1 分)
	步态对称性	□ 两脚步长不等(0 分);□ 两脚步长相等(1 分)
	步伐连续性	□ 步伐与步伐之间不连续或中段(0 分);□ 步伐连续(1 分)
	走路路径(行走约 3 m 长)	□ 明显偏移到某一边(0 分);□ 轻微/中度偏移或使用步行辅具(1 分);□ 走直线,且不需辅具(2 分)
	躯干稳定	□ 身体有明显摇晃或需要使用步行辅具(0 分);□ 身体不晃,但需屈膝或弓背,或张开双臂以维持平衡(1 分);□ 身体不晃,无屈膝,不需张开双臂或使用辅具(2 分)
	步宽(脚跟距离)	□ 脚跟分开(步宽大,0 分);□ 走路时两脚跟几乎靠在一起(1 分)
	步态评估结果(分)	|_|_|
平衡及步态评估总分(分)		|_|_|
平衡及步态评估结果总分分类		□ 跌倒风险高(≤18 分);□ 跌倒风险中(19～23 分);□ 跌倒风险低(≥24 分)
评估人		_____

● 平衡功能测定 Berg 量表

平衡功能测定 Berg 量表	
评估日期	|_|_|_|_|年|_|_|月|_|_|日
a. 由坐到站	□ 不用手帮助即能够站起且能够保持稳定(4 分);□ 用手帮助能够自己站起来(3 分);□ 用手帮助经过几次努力后能够站起来(2 分);□ 需要较小的帮助能够站起来或保持稳定(1 分);□ 需要中度或较大的帮助才能够站起来(0 分)

<table>
<tr><td colspan="2" align="center">平衡功能测定 Berg 量表</td></tr>
<tr><td>b. 独立站立</td><td>□ 能够安全站立 2 min(4 分);□ 能够在监护下站立 2 min(3 分);□ 能够独立站立 30 s(2 分);□ 经过几次努力能够独立站立 30 s(1 分);□ 没有帮助不能站立 30 s(0 分)</td></tr>
<tr><td>c. 独立坐</td><td>□ 能够安全地坐 2 min(4 分);□ 能够在监护下坐 2 min(3 分);□ 能够坐 30 s(2 分);□ 能够坐 10 s(1 分);□ 没有支撑则不能坐 10 s(0 分)</td></tr>
<tr><td>d. 由站到坐</td><td>□ 用手稍微帮助即能够安全地坐下(4 分);□ 需要用手帮助来控制身体重心下移(3 分);□ 需要用双腿后侧抵住椅子来控制身体重心下移(2 分);□ 能够独立坐在椅子上但不能控制身体重心下移(1 分);□ 需要帮助才能坐下(0 分)</td></tr>
<tr><td>e. 床-椅转移</td><td>□ 用手稍微帮助即能够安全转移(4 分);□ 必须用手帮助才能够安全转移(3 分);□ 需要监护或言语提示才能完成转移(2 分);□ 需要一个人帮助才能完成转移(1 分);□ 需要两个人帮助或监护才能完成转移(0 分)</td></tr>
<tr><td>f. 闭眼站立</td><td>□ 能够安全站立 10 秒(4 分);□ 能够在监护下站立 10 秒(3 分);□ 能够站立 3 秒(2 分);□ 闭眼时不能站立 3 秒但睁眼站立时能保持稳定(1 分);□ 需要帮助以避免跌倒(0 分)</td></tr>
<tr><td>g. 双足并拢站立</td><td>□ 能够独立的将双脚并拢并独立站立 1 min(4 分);□ 能够独立的将双脚并拢并在监护下站立 1 min(3 分);□ 能够独立的将双脚并拢但不能站立 30 s(2 分);□ 需要帮助才能将双脚并拢但双脚并拢后能够站立 15 s(1 分);□ 需要帮助才能将双脚并拢且双脚并拢后不能站立 15 s(0 分)</td></tr>
<tr><td>h. 站立位上肢前伸</td><td>□ 能够前伸大于 25 cm 的距离(4 分);□ 能够前伸大于 12 cm 的距离(3 分);□ 能够前伸大于 5 cm 的距离(2 分);□ 能够前伸但需要监护(1 分);□ 当试图前伸时失去平衡或需要外界支撑(0 分)</td></tr>
<tr><td>i. 站立位从地上拾物</td><td>□ 能够安全而轻易地捡起拖鞋(4 分);□ 能够在监护下捡起拖鞋(3 分);□ 不能捡起但能够到达距离拖鞋 2~5 cm 的位置并且独立保持平衡(2 分);□ 不能捡起并且当试图努力时需要监护(1 分);□ 不能尝试此项活动或需要帮助以避免失去平衡或跌倒(0 分)</td></tr>
<tr><td>j. 转身向后看</td><td>□ 能够从两侧向后看且重心转移良好(4 分);□ 只能从一侧向后看,另一侧重心转移较差(3 分);□ 只能向侧方转身但能够保持平衡(2 分);□ 转身时需要监护(1 分);□ 需要帮助及避免失去平衡或跌倒(0 分)</td></tr>
<tr><td>k. 转身一周</td><td>□ 两个方向能只用 4 s 或更短的时间安全地转一圈(4 分);□ 只能在一个方向用 4 s 或更短的时间安全地转一圈(3 分);□ 能够安全地转一圈,但用时超过 4 s(2 分);□ 转身时需要密切监护或言语提示(1 分);□ 转身时需要帮助(0 分)</td></tr>
</table>

平衡功能测定 Berg 量表	
l. 双足交替踏台阶	□ 20 s 内完成 8 个动作(4 分);□ 完成 8 个动作的时间超过 20 s(3 分);□ 能够完成 4 个动作(2 分);□ 完成 2 个或 2 个以上的动作(1 分);□ 跌倒或不能尝试此项活动(0 分)
m. 双足前后站立	□ 能够独立的将一只脚放在另一只脚的正前方且保持 30 s(4 分);□ 能够独立的将一只脚放在另一只脚的前方且保持 30 s(3 分);□ 能够独立的将一只脚向前迈一小步且能够保持 30 s(2 分);□ 需要帮助才能向前迈步但能保持 15 s(1 分);□ 当迈步或站立时失去平衡(0 分)
n. 单腿站立	□ 能够独立抬起一条腿且保持 10 s 以上(4 分);□ 能够独立抬起一条腿且保持 5～10 s(3 分);□ 能够独立抬起一条腿且保持 3～5 s(2 分);□ 经过努力能够抬起一条腿,保持时间不足 3 s 但能够保持站立平衡(1 分);□ 不能够尝试此项活动或需要帮助以避免跌倒(0 分)
平衡功能测定结果(分)	|＿|＿|
评估人	＿＿＿＿＿＿

[注] 低于 40 分表明有摔倒的危险性。评定说明:能够独立站立的患者才进行 h～n 项评定。一共 14 项,每项评分 0～4 分,满分 56 分,测评结果介于两项评分之间时,取低分。

● Morse 跌倒评估量表

Morse 跌倒评估量表	
评估日期	|＿|＿|＿|＿|年|＿|＿|月|＿|＿|日
患者曾跌倒(3 月内)/视觉障碍	□ 无(0 分);□ 有(25 分)
超过一个医学诊断	□ 无(0 分);□ 有(15 分)
行走辅助	□ 完全卧床、由护士照顾活动或不需要使用(0 分);□ 使用拐杖、手杖、助行器(15 分);□ 扶靠家具行走(30 分)
静脉输液/置管/使用药物治疗	□ 无(0 分);□ 有(20 分)
步态	□ 正常、卧床休息或轮椅代步(0 分);□ 乏力/≥65 岁/体位性低血压(10 分);□ 残疾或功能障碍(20 分)

Morse 跌倒评估量表	
认知状态	□ 了解自己能力(0 分);□ 忘记自己限制/意识障碍/骚动不安/沟通障碍/睡眠障碍(15 分)
跌倒评估结果(分)	|_|_|_|
跌倒风险分级	□ 高风险(>45 分);□ 中度风险(25~45 分);□ 低风险(<25 分)
评估人	_____

[注] (1) 评估时机:65 岁以上患者、临床上有跌倒危险的患者入院时评估;≥45 分每周至少评估 1~2 次;患者病情发生变化或者口服了会导致跌倒的药物时需评估;患者转到其他科室时需评估;跌倒后需评估。
　　(2) 使用药物治疗:指用麻醉药、抗组胺药、抗高血压药、镇静催眠药、抗癫痫痉挛药、轻泻药、利尿药、降糖药、抗抑郁抗焦虑抗精神病药。

(三) 吞咽评估

◉ 标准吞咽功能评估(SSA)

标准吞咽功能评估(SSA)		
评估日期		|_|_|_|年|_|_|月|_|_|日
评估人		_____
初步评价	意识水平	□ 清醒(1 分);□ 嗜睡,可唤醒并做出言语应答(2 分);□ 呼唤有反应,但无睁眼和言语(3 分);□ 对疼痛有反应(4 分)
	头和躯干控制	□ 正常坐稳(1 分);□ 能维持坐位平衡但不能持久(2 分);□ 不能维持坐位平衡,但能部分控制头部平衡(3 分);□ 不能控制头部平衡(4 分)
	呼吸模式	□ 正常(1 分);□ 异常(2 分)
	唇的闭合	□ 正常(1 分);□ 异常(2 分)
	软腭运动	□ 对称(1 分);□ 不对称(2 分);□ 减弱或消失(3 分)

标准吞咽功能评估(SSA)		
初步评价	喉功能(发[a][i]音)	□ 正常(1分);□ 减弱(2分);□ 缺乏(3分)
	咽反射	□ 正常(1分);□ 减弱(2分);□ 缺乏(3分)
	自主咳嗽	□ 正常(1分);□ 减弱(2分);□ 缺乏(3分)
	初步评价合计分值(分)	|_|_|
备注:(分值>8)为误吸风险高危患者,建议管饲;出现1项异常(分值>8),即认为患者未通过吞咽功能评估;(分值=8)进行第二步		
第二步:患者直立坐位下饮一匙水(量约5 mL),重复3次	口角流水	□ 无或一次(1分);□ 大于一次(2分)
	有喉部运动	□ 有(1分);□ 无(2分)
	重复吞咽	□ 无或一次(1分);□ 大于一次(2分)
	咳嗽	□ 无或一次(1分);□ 大于一次(2分)
	吞咽时喘鸣	□ 无(1分);□ 有(2分)
	吞咽后喉功能	□ 正常(1分);□ 减弱或声音嘶哑(2分);□ 发音不能(3分)
	第二步合计分值(分)	|_|_|
备注:(分值>6)为误吸风险中危患者;如上述3次吞咽中有2次正常或3次完全正常(分值=6),则进行第三步		
第三步:饮一杯水(量约60 mL)	能够全部饮完	□ 能(1分);□ 否(2分)
	吞咽中或后咳嗽	□ 无(1分);□ 有(2分)
	吞咽中或后喘鸣	□ 无(1分);□ 有(2分)
	吞咽后喉功能	□ 正常(1分);□ 减弱或声音嘶哑(2分);□ 发音不能(3分)
	第三步合计分值(分)	|_|_|
备注:(分值>4)为误吸风险低危患者;如上述4项症状之一异常,即终止检查;(分值>4)存在吞咽困难		

◉ 吞咽评估量表（VVST）

吞咽评估量表（VVST）				
评估日期	|_|_|_|_|年|_|_|月|_|_|日			
评估人	_____			
黏　度	容积(mL)	安　全　性	有　效　性	主　观　感　受
□ 水；□ 低稠度；□ 中稠度；□ 高稠度	|_|_|	□ 咳嗽；□ 声音改变；□ 血氧饱和度下降	□ 唇部闭合；□ 口腔残留；□ 咽部残留；□ 分次吞咽	□ 顺滑性；□ 吞咽用力；□ 适口性；□ 喜食度

♯多条数据重复表格行。

◉ 洼田饮水试验

洼田饮水试验　方法：要求患者意识清楚并能够按照指令完成试验。患者端坐，喝下30毫升温开水，观察所需时间和呛咳情况	
评估日期	|_|_|_|_|年|_|_|月|_|_|日
分级	表现
1级(优)	能顺利地1次将水咽下
2级(良)	分2次以上，能不呛咳地咽下
3级(中)	能1次咽下，但有呛咳
4级(可)	分2次以上咽下，但有呛咳
5级(差)	频繁呛咳，不能全部咽下
判定标准	□ 正常：1级，5 s 之内；□ 可疑异常：1级，5 s 以上或2级；□ 异常：3～5级
评估人	_____

(四) 营养状态评估

● 营养风险筛查评分表(NRS‑2002)

营养风险筛查评分表(NRS‑2002)		
初筛	BMI<20.5	□ 是;□ 否
	最近3个月内患者的体重减少了吗?	□ 是;□ 否
	最近1个星期内患者的膳食摄入有减少吗?	□ 是;□ 否
	是否患有严重疾病?(如在重症监护中)	□ 是;□ 否
	是否需要进行复筛	□ 是;□ 否
复筛	年龄	□ ≥70岁(1分);□ <70岁(0分)
	营养受损	□ 没有(0分);□ 轻度("3个月体重丢失>5％"或"在之前的1周中摄入量为正常的50％～75％")(1分);□ 中度("2个月体重丢失>5％"或"BMI 18.5～20.5及一般状况差"或"在之前的1周中摄入量为正常的25％～50％")(2分);□ 重度("1个月体重丢失>5％"或"3个月内减轻>15％"或"BMI<18.5及一般状况差"或"在之前的1周摄入量为正常的0～25％"或"血清白蛋白<35 g/L")(3分)
	疾病评分	□ 没有(0分);□ 轻度("臀部骨折"或"慢性疾病伴随着急性的并发症"或"肝硬化"或"COPD"或"长期血透"或"糖尿病"或"肿瘤")(1分);□ 中度("大的腹部手术"或"中风应激状况"或"血液系统的恶性肿瘤")(2分);□ 重度("头部损伤"或"骨髓移植"或"ICU患者")(3分)
总分		|__|__|
分级		□ <3分,定期重复营养评估;□ ≥3分,存在营养风险
评估人		_____

[注] 初筛中任意一项选"是",需要进行复筛。

老年综合评估标准数据集(2024版)

● 微型营养评估短问卷(MNA-SF)

微型营养评估短问卷(MNA-SF)	
项目(评价近3月情况)	表现
体重丢失	□ >3 kg(0分);□ 1~3 kg(1分);□ 无(2分);□ 不知道(3分)
BMI	□ <19(0分);□ 19~21(1分);□ 21~23(2分);□ >23(3分)
急性疾病或应激	□ 有(0分);□ 否(2分)
活动能力	□ 需长期卧床或坐轮椅(0分);□ 可以下床或离开轮椅,但不能外出(1分);□ 外出活动(2分)
精神疾病	□ 严重痴呆/抑郁(0分);□ 轻度痴呆(1分);□ 没有(2分)
食欲	□ 食欲严重减退(0分);□ 食欲轻中度减退(1分);□ 食欲正常(2分)
MNA-SF 总分	|__|
MNA-SF 分级	□ <8分:营养不良;□ 8~11分:营养不良风险;□ ≥12分:营养正常
评估人	_____

(五) 精神、心理状态评估

● 简易精神状态评价量表(MMSE)

简易精神状态评价量表(MMSE)		
评估日期		|_|_|_|_|年|_|_|月|_|_|日
评估人		_____
定向力	今年是哪一年?	□ 回答错误(0分);□ 回答正确(1分)
	现在是什么季节?	□ 回答错误(0分);□ 回答正确(1分)

		简易精神状态评价量表(MMSE)
定向力	现在是几月份?	☐ 回答错误(0分);☐ 回答正确(1分)
	今天是几号?	☐ 回答错误(0分);☐ 回答正确(1分)
	今天是星期几?	☐ 回答错误(0分);☐ 回答正确(1分)
	你住在哪个省?	☐ 回答错误(0分);☐ 回答正确(1分)
	你住在哪个县(区)?	☐ 回答错误(0分);☐ 回答正确(1分)
	你住在哪个乡(街道)?	☐ 回答错误(0分);☐ 回答正确(1分)
	咱们现在在哪个医院?	☐ 回答错误(0分);☐ 回答正确(1分)
	咱们现在在第几层楼?	☐ 回答错误(0分);☐ 回答正确(1分)
记忆力	告诉患者三种东西,说完后,请患者重复一遍并记住,待会询问患者	☐ 都不正确(0分);☐ 回答正确1个(1分);☐ 回答正确2个(2分);☐ 全部回答正确(3分)
注意力和计算力	100-7=? 连续减5次(93、86、79、72、65。各1分,共5分。若错了,但下一个答案正确,只记一次错误)	☐ 都不正确(0分);☐ 回答正确1个(1分);☐ 回答正确2个(2分);☐ 回答正确3个(3分);☐ 回答正确4个(4分);☐ 全部回答正确(5分)
回忆能力	请患者说出刚才告诉让其记住的三种东西?	☐ 都不正确(0分);☐ 回答正确1个(1分);☐ 回答正确2个(2分);☐ 全部回答正确(3分)
语言能力	命名能力-拿出手表,请患者回答是什么	☐ 回答错误(0分);☐ 回答正确(1分)
	命名能力-拿出钢笔,请患者回答是什么	☐ 回答错误(0分);☐ 回答正确(1分)
	复述能力-说一句话请患者清楚的重复一遍(四十四只石狮子)	☐ 不能清楚复述(0分);☐ 可以清楚复述(1分)
	阅读能力-请患者读出下面一句话,并照做。(闭上你的眼睛)	☐ 不能完成(0分);☐ 可以完成(1分)

简易精神状态评价量表（MMSE）	
语言能力	三步命令-给患者一张纸，要求患者按描述的去做。（用手拿着这张纸，用两只手将纸对折起来，放在您的腿上）	□ 不能完成（0 分）；□ 可以完成 1 步（1 分）；□ 可以完成 2 步（2 分）；□ 可以完成 3 步（3 分）
	书写能力-要求患者写一句完整的句子	□ 不能完成（0 分）；□ 可以完成（1 分）
	结构能力-给出图案，让患者参照图案画出来	□ 不能完成（0 分）；□ 可以完成（1 分）

简易精神状态评价结果（分）	|＿|＿|＿|
简易精神状态评价分级	□ 认知功能正常（27～30 分）；□ 认知功能障碍（＜27 分）；□ 大学程度（≤23 分）；□ 中学程度（≤22 分）；□ 小学程度（≤20 分）；□ 文盲（≤17 分）
痴呆严重程度分级	□ 轻度痴呆（21～26 分）；□ 中度痴呆（10～20 分）；□ 重度痴呆（≤9 分）

● 蒙特利尔认知评估（北京版，MoCA）

蒙特利尔认知评估（北京版，MoCA）	
评估日期	|＿|＿|＿|＿|年|＿|＿|月|＿|＿|日

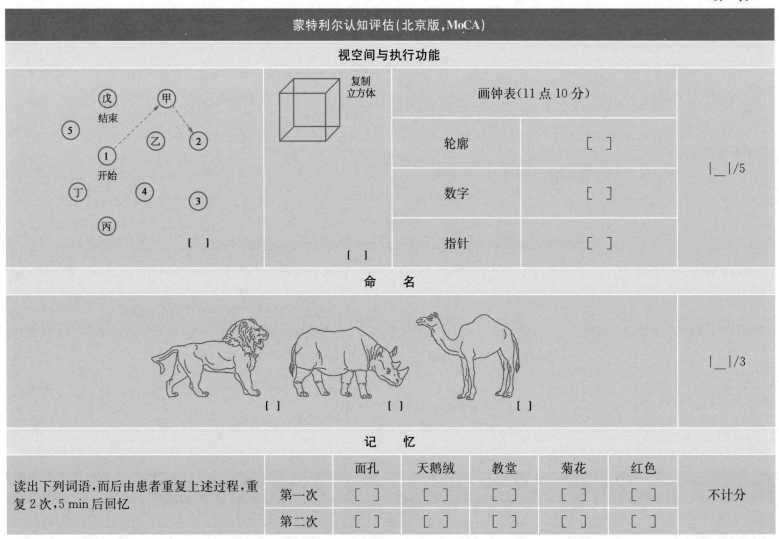

蒙特利尔认知评估(北京版,MoCA)

视空间与执行功能

复制立方体 [ ]

画钟表(11 点 10 分)

轮廓	[ ]
数字	[ ]
指针	[ ]

|＿|/5

命　名

[ ]　　[ ]　　[ ]

|＿|/3

记　忆

		面孔	天鹅绒	教堂	菊花	红色	
读出下列词语,而后由患者重复上述过程,重复 2 次,5 min 后回忆	第一次	[ ]	[ ]	[ ]	[ ]	[ ]	不计分
	第二次	[ ]	[ ]	[ ]	[ ]	[ ]	

老年综合评估标准数据集(2024 版)

蒙特利尔认知评估(北京版,MoCA)						
注　意						
读出下列数字,请患者重复(每秒一个)	顺背　　2　1　8　5　4					|＿|/2
	倒背　　7　4　2					
读出下列数字,每当数字1出现时,患者必须用手敲打一下桌面,错误数大于或等于2不给分	5　2　1　3　9　4　1　1　8　0　6　2　1　5　1　9　4　5　1　1　1　4　1　9　0　5　1　1　2					|＿|/1
100连续减7,4～5个正确给3分,2～3个正确给两分,1个正确给1分,全部错误为0分	93　　86　　79　　72　　65					|＿|/3
语　言						
重复	我只知道今天张亮是来帮过忙的人					|＿|/2
	我在房间的时候,猫总是躲在沙发下面					
流畅性:在1分钟内尽可多地说出动物的名字	N≥11					|＿|/1
抽　象						
词语相似性:如香蕉－橘子＝水果	火车-自行车			手表-尺子		|＿|/2
延　迟　回　忆						
仅根据非提示回忆计分	回忆时不能提示	面孔	天鹅绒	教堂	菊花	红色	|＿|/5
	分类提示					
	多选提示					
定　向						
	日期	月份	年代	星期几	地点	城市	|＿|/6
总分	|＿|/30					

● 老年抑郁量表（GDS-4）

老年抑郁量表（GDS-4）
评估日期	|_|_|_|_|年|_|_|月|_|_|日
你经常感到沮丧和悲伤吗？	☐ 是（0 分）；☐ 否（1 分）
你觉得你的生活是空虚的吗？	☐ 是（1 分）；☐ 否（0 分）
你大部分时间都快乐吗？	☐ 是（0 分）；☐ 否（1 分）
你认为你的情况是否绝望？	☐ 是（1 分）；☐ 否（0 分）
总分	|_|
评估人	＿＿＿＿＿

● 老年抑郁量表（GDS-15）

老年抑郁量表（GDS-15）
评估日期	|_|_|_|_|年|_|_|月|_|_|日
评估人	＿＿＿＿＿
你对你的生活基本满意吗？	☐ 是（0 分）；☐ 否（1 分）
你是否丧失了很多你的兴趣和爱好？	☐ 是（1 分）；☐ 否（0 分）
你感到生活空虚吗？	☐ 是（1 分）；☐ 否（0 分）
你是否常感到厌倦？	☐ 是（1 分）；☐ 否（0 分）
你是否大部分时间感觉精神好？	☐ 是（0 分）；☐ 否（1 分）
你是否害怕会有不幸的事落到你头上？	☐ 是（1 分）；☐ 否（0 分）
你是否大部分时间感到快乐？	☐ 是（0 分）；☐ 否（1 分）

老年抑郁量表(GDS‐15)	
你是否常感到无助？	□ 是(1分)；□ 否(0分)
你是否愿意待在家里而不愿去做些新鲜事？	□ 是(1分)；□ 否(0分)
你是否觉得记忆力比大多数人差？	□ 是(1分)；□ 否(0分)
你是否认为现在活得很惬意？	□ 是(0分)；□ 否(1分)
你是否觉得像现在这样活得毫无意义？	□ 是(1分)；□ 否(0分)
你是否觉得你的处境没有帮助？	□ 是(1分)；□ 否(0分)
你是否觉得大多数人处境比你好？	□ 是(1分)；□ 否(0分)
你集中精力有困难吗？	□ 是(1分)；□ 否(0分)
总分	|＿|

［注］≥8有抑郁症状(分数越高，抑郁症状越明显)。

● 患者健康问卷抑郁量表(PHQ‐9)

患者健康问卷抑郁量表(PHQ‐9)	
评估日期	|＿|＿|＿|＿|年|＿|＿|月|＿|＿|日
做事时提不起劲或没有兴趣	□ 没有(0分)；□ 有几天(1分)；□ 一半以上时间(2分)；□ 几乎每天(3分)
感到心情低落、沮丧或绝望	□ 没有(0分)；□ 有几天(1分)；□ 一半以上时间(2分)；□ 几乎每天(3分)
入睡困难、易醒或睡眠过多	□ 没有(0分)；□ 有几天(1分)；□ 一半以上时间(2分)；□ 几乎每天(3分)
感觉疲倦或没有活力	□ 没有(0分)；□ 有几天(1分)；□ 一半以上时间(2分)；□ 几乎每天(3分)
食欲不振或吃太多	□ 没有(0分)；□ 有几天(1分)；□ 一半以上时间(2分)；□ 几乎每天(3分)

患者健康问卷抑郁量表（PHQ‐9）	
觉得自己很糟,或觉得自己很失败,或让自己或家人失望	□ 没有(0分);□ 有几天(1分);□ 一半以上时间(2分);□ 几乎每天(3分)
很难集中精神做事,如看报纸或看电视	□ 没有(0分);□ 有几天(1分);□ 一半以上时间(2分);□ 几乎每天(3分)
别人注意到你的动作或说话速度缓慢,或正好相反,你变得比平时更烦躁或坐立不安、过动	□ 没有(0分);□ 有几天(1分);□ 一半以上时间(2分);□ 几乎每天(3分)
有过活着还不如死或用某种方式伤害自己的想法	□ 没有(0分);□ 有几天(1分);□ 一半以上时间(2分);□ 几乎每天(3分)
总分	|＿|
评估人	＿＿＿＿＿
计分规则	(1) 计算总分 0～4分:没有抑郁症(注意自我保重) 5～9分:可能有轻微抑郁症(建议咨询心理医生或心理医学工作者) 10～14分:可能有中度抑郁症(最好咨询心理医生或心理医学工作者) 15～19分:可能有中重度抑郁症(建议咨询心理医生或精神科医生) 20～27分:可能有重度抑郁症(一定要看心理医生或精神科医生) (2) 核心项目分:项目1、项目4、项目9,任何一题得分＞1(即选择2、3),需要关注;项目1、项目4,代表着抑郁的核心症状;项目9代表有自伤意念

● 患者健康问卷抑郁量表(PHQ‐2)

患者健康问卷抑郁量表（PHQ‐2）	
评估日期	|＿|＿|＿|＿|年|＿|＿|月|＿|＿|日
做事时提不起劲或没有兴趣	□ 没有(0分);□ 有几天(1分);□ 一半以上时间(2分);□ 几乎每天(3分)

老年综合评估标准数据集(2024版)

患者健康问卷抑郁量表(PHQ-2)	
感到心情低落、沮丧或绝望	□ 没有(0分);□ 有几天(1分);□ 一半以上时间(2分);□ 几乎每天(3分)
总分	|_|
评估人	＿＿＿＿

◉ 抑郁自评表(CES-D)

抑郁自评表(CES-D)	
评估日期	|_|_|_|_|年|_|_|月|_|_|日
评估人	＿＿＿＿
下面是一些你可能有过的感受或行为,请根据你的实际情况,指出在上周内各种感受或行为的发生情况	
平时不烦我的事总是烦我	□ 不到1天(几乎没有,1分);□ 1~2天(有些时候,2分);□ 3~4天(经常有,3分); □ 5~7天(大多数时间有,4分)
我不想吃,我的胃口不好	□ 不到1天(几乎没有,1分);□ 1~2天(有些时候,2分);□ 3~4天(经常有,3分); □ 5~7天(大多数时间有,4分)
我觉得即使在家庭和朋友的帮助下,我也不能摆脱忧郁的心境	□ 不到1天(几乎没有,1分);□ 1~2天(有些时候,2分);□ 3~4天(经常有,3分); □ 5~7天(大多数时间有,4分)
我觉得自己的状态与别人一样好	□ 不到1天(几乎没有,1分);□ 1~2天(有些时候,2分);□ 3~4天(经常有,3分); □ 5~7天(大多数时间有,4分)
我不能集中注意力	□ 不到1天(几乎没有,1分);□ 1~2天(有些时候,2分);□ 3~4天(经常有,3分); □ 5~7天(大多数时间有,4分)
我感到压抑	□ 不到1天(几乎没有,1分);□ 1~2天(有些时候,2分);□ 3~4天(经常有,3分); □ 5~7天(大多数时间有,4分)

抑郁自评表(CES‑D)	
我觉得我做成每件事都不容易	□ 不到 1 天(几乎没有,1 分);□ 1～2 天(有些时候,2 分);□ 3～4 天(经常有,3 分); □ 5～7 天(大多数时间有,4 分)
我对未来充满希望	□ 不到 1 天(几乎没有,4 分);□ 1～2 天(有些时候,3 分);□ 3～4 天(经常有,2 分); □ 5～7 天(大多数时间有,1 分)
我认为我的生活是失败的	□ 不到 1 天(几乎没有,1 分);□ 1～2 天(有些时候,2 分);□ 3～4 天(经常有,3 分); □ 5～7 天(大多数时间有,4 分)
我感到害怕	□ 不到 1 天(几乎没有,1 分);□ 1～2 天(有些时候,2 分);□ 3～4 天(经常有,3 分); □ 5～7 天(大多数时间有,4 分)
我的睡眠不安稳	□ 不到 1 天(几乎没有,1 分);□ 1～2 天(有些时候,2 分);□ 3～4 天(经常有,3 分); □ 5～7 天(大多数时间有,4 分)
我感到快乐	□ 不到 1 天(几乎没有,4 分);□ 1～2 天(有些时候,3 分);□ 3～4 天(经常有,2 分); □ 5～7 天(大多数时间有,1 分)
我比平时讲话少	□ 不到 1 天(几乎没有,1 分);□ 1～2 天(有些时候,2 分);□ 3～4 天(经常有,3 分); □ 5～7 天(大多数时间有,4 分)
我感到孤独	□ 不到 1 天(几乎没有,1 分);□ 1～2 天(有些时候,2 分);□ 3～4 天(经常有,3 分); □ 5～7 天(大多数时间有,4 分)
人们不够友好	□ 不到 1 天(几乎没有,1 分);□ 1～2 天(有些时候,2 分);□ 3～4 天(经常有,3 分); □ 5～7 天(大多数时间有,4 分)
我喜欢生活	□ 不到 1 天(几乎没有,4 分);□ 1～2 天(有些时候,3 分);□ 3～4 天(经常有,2 分); □ 5～7 天(大多数时间有,1 分)
我哭过	□ 不到 1 天(几乎没有,1 分);□ 1～2 天(有些时候,2 分);□ 3～4 天(经常有,3 分); □ 5～7 天(大多数时间有,4 分)

抑郁自评表(CES - D)	
我感到悲伤	□ 不到 1 天(几乎没有,1 分);□ 1～2 天(有些时候,2 分);□ 3～4 天(经常有,3 分);□ 5～7 天(大多数时间有,4 分)
我觉得人们不喜欢我	□ 不到 1 天(几乎没有,1 分);□ 1～2 天(有些时候,2 分);□ 3～4 天(经常有,3 分);□ 5～7 天(大多数时间有,4 分)
我不能进入状态	□ 不到 1 天(几乎没有,1 分);□ 1～2 天(有些时候,2 分);□ 3～4 天(经常有,3 分);□ 5～7 天(大多数时间有,4 分)
评估总分	|__|__|
评估分级	□ ≤16 分：正常;□ 16～19 分：疑似抑郁;□ ≥20 分：一定程度抑郁

◉ 焦虑自评量表(SAS)

焦虑自评量表(SAS)	
评估日期	|__|__|__|__|年|__|__|月|__|__|日
评估人	_____
我觉得比平常容易紧张和着急	□ 没有或很少时间(1 分);□ 少部分时间(2 分);□ 相当多时间(3 分);□ 绝大部分或全部时间(4 分)
我无缘无故感到担心害怕	□ 没有或很少时间(1 分);□ 少部分时间(2 分);□ 相当多时间(3 分);□ 绝大部分或全部时间(4 分)
我容易心烦意乱或感到恐慌	□ 没有或很少时间(1 分);□ 少部分时间(2 分);□ 相当多时间(3 分);□ 绝大部分或全部时间(4 分)
我觉得我可能将要发疯	□ 没有或很少时间(1 分);□ 少部分时间(2 分);□ 相当多时间(3 分);□ 绝大部分或全部时间(4 分)

第二部分　临床研究版数据集

41

焦虑自评量表(SAS)	
我感到事事都很顺利,不会有倒霉的事情发生	□ 没有或很少时间(1分);□ 少部分时间(2分);□ 相当多时间(3分);□ 绝大部分或全部时间(4分)
我的四肢抖动和震颤	□ 没有或很少时间(1分);□ 少部分时间(2分);□ 相当多时间(3分);□ 绝大部分或全部时间(4分)
我因头痛、颈痛和背痛而烦恼	□ 没有或很少时间(1分);□ 少部分时间(2分);□ 相当多时间(3分);□ 绝大部分或全部时间(4分)
我感到无力而容易疲劳	□ 没有或很少时间(1分);□ 少部分时间(2分);□ 相当多时间(3分);□ 绝大部分或全部时间(4分)
我感到平静,能安静坐下来	□ 没有或很少时间(1分);□ 少部分时间(2分);□ 相当多时间(3分);□ 绝大部分或全部时间(4分)
我感到我的心跳很快	□ 没有或很少时间(1分);□ 少部分时间(2分);□ 相当多时间(3分);□ 绝大部分或全部时间(4分)
我因阵阵的眩晕而不舒服	□ 没有或很少时间(1分);□ 少部分时间(2分);□ 相当多时间(3分);□ 绝大部分或全部时间(4分)
我有阵阵要晕倒的感觉	□ 没有或很少时间(1分);□ 少部分时间(2分);□ 相当多时间(3分);□ 绝大部分或全部时间(4分)
我呼吸时进气和出气都费力	□ 没有或很少时间(1分);□ 少部分时间(2分);□ 相当多时间(3分);□ 绝大部分或全部时间(4分)
我的手指和脚趾感到麻木和刺激	□ 没有或很少时间(1分);□ 少部分时间(2分);□ 相当多时间(3分);□ 绝大部分或全部时间(4分)
我因胃痛和消化不良而苦恼	□ 没有或很少时间(1分);□ 少部分时间(2分);□ 相当多时间(3分);□ 绝大部分或全部时间(4分)

焦虑自评量表(SAS)	
我必须频繁排尿	□ 没有或很少时间(1分);□ 少部分时间(2分);□ 相当多时间(3分);□ 绝大部分或全部时间(4分)
我的手总是温暖而干燥	□ 没有或很少时间(1分);□ 少部分时间(2分);□ 相当多时间(3分);□ 绝大部分或全部时间(4分)
我觉得脸发热发红	□ 没有或很少时间(1分);□ 少部分时间(2分);□ 相当多时间(3分);□ 绝大部分或全部时间(4分)
我容易入睡,晚上休息很好	□ 没有或很少时间(1分);□ 少部分时间(2分);□ 相当多时间(3分);□ 绝大部分或全部时间(4分)
总分	|_|_|
标准分	|_|_|
评分分级	□ <50分: 正常;□ 50～59分: 轻度焦虑;□ 60～69分: 中度焦虑;□ ≥70分: 重度焦虑

◉ 谵妄量表分析系统(CAM‐CR)

谵妄量表分析系统(CAM‐CR)	
评估日期	|_|_|_|_|年|_|_|月|_|_|日
评估人	_____
急性起病: 判断从前驱期到疾病发展期的时间,患者的精神状况有急性变化的证据吗?	□ 不存在(1分);□ 较轻: 3天至1周(2分);□ 中度: 1～3天(3分);□ 严重: 1天之内(4分)
注意障碍: 请患者按顺序说出21到1之间的所有单数	□ 不存在注意障碍(全部正确,1分);□ 轻度: 1～2个错误(2分);□ 中度: 3～4个错误(3分);□ 严重: 5个或5个以上的错误(4分)

谵妄量表分析系统（CAM－CR）	
思维混乱：患者的思维是凌乱或不连贯的吗？如：谈话主题散漫，思维不清晰或不合逻辑，或从一个话题突然转到另一话题	□ 不存在(1分)；□ 轻度：偶尔短暂的言语模糊或不可理解，但尚能顺利交谈(2分)；□ 中度：经常短暂的言语不可理解，对交谈有明显的影响(3分)；□ 严重：大多数的时间言语不可理解，难以进行有效的交谈(4分)
意识水平的改变：总体上看，您是如何评估该患者的意识水平？	□ 正常(1分)；□ 轻度：警觉(对环境刺激高度警惕、过度敏感)(2分)；□ 中度：嗜睡或昏睡(3分)；□ 严重：昏迷(不能唤醒，4分)
定向障碍：在会面的任何时间患者存在定向障碍吗？	□ 不存在(1分)；□ 轻度：偶尔短暂地存在时间或地点的定向错误(接近正确)，但可自行纠正(2分)；□ 中度：经常存在时间或地点定向的错误，但自我定向好(3分)；□ 严重：时间、地点及自我定向均差(4分)
记忆力减退：在面谈时患者表现出记忆方面的问题吗？如：不能回忆医院里发生的事情，难以回忆指令(包括回忆 MMSE 中的3个词)	□ 不存在(1分)；□ 轻度：有一个词不能回忆或回忆错误(2分)；□ 中度：有两个词不能回忆或回忆错误(3分)；□ 严重：有3个词不能回忆或回忆错误(4分)
知觉障碍：患者有知觉障碍证据吗？如：幻觉、错觉或对事物的曲解(如一个东西未移动，而患者认为它在移动)	□ 不存在(1分)；□ 轻度：只有幻听(2分)；□ 中度：有幻视，有或没有幻听(3分)；□ 严重：有幻触、幻嗅或幻味，有或没有幻听(4分)
精神运动性兴奋：面谈时，患者有行为活动不正常的增加吗？如：坐立不安，轻敲手指或突然变换位置	□ 不存在(1分)；□ 轻度：偶有坐立不安，焦虑，轻敲手指及抖动(2分)；□ 中度：反复无目的地走动、激越明显(3分)；□ 严重：行为杂乱无章，需要约束(4分)
精神运动性迟缓：面谈时，患者有运动行为水平的异常减少吗？如：缓慢进入某一空间，停留某一位置时间过长或移动很慢	□ 不存在(1分)；□ 轻度：偶尔地比先前的活动、行为及动作缓慢(2分)；□ 中度：经常保持一种姿势(3分)；□ 严重：木僵状态(4分)
波动性：患者的精神状况(注意力、思维、定向、记忆力)在面谈前或面谈中有波动吗？	□ 不存在(1分)；□ 轻度：1天之中偶尔地波动(2分)；□ 中度：症状在夜间加重(3分)；□ 严重：症状在1天中剧烈波动(4分)

老年综合评估标准数据集（2024 版）

谵妄量表分析系统(CAM - CR)	
睡眠-觉醒周期的改变：患者有睡眠-觉醒周期紊乱的证据吗？	□ 不存在(1 分)；□ 轻度：日间偶有瞌睡,且夜间时睡时醒(2 分)；□ 中度：日间经常瞌睡,且夜间时睡时醒或不能入睡(3 分)；□ 严重：日间经常昏睡而影响交谈,且夜间不能入睡(4 分)
总分	|_|_|
评分分级	□ <19 分：没有谵妄；□ 20~22 分：可疑谵妄；□ ≥22 分：有谵妄

（六）衰弱评估

◉ FRAIL 衰弱筛查量表

FRAIL 衰弱筛查量表	
评估日期	|_|_|_|_|年|_|_|月|_|_|日
评估人	———
Fatigue 疲劳：在过去的 1 个月中,你感到疲劳吗？	□ 有(1 分)；□ 无(0 分)
Resistance 耐力：步行台阶登上一层楼,是否有困难？	□ 有(1 分)；□ 无(0 分)
Ambulation 自由步行能力：在不用任何辅助工具以及不用他人帮助的情况下,走完 100 m 是否有困难？	□ 有(1 分)；□ 无(0 分)
Illness 慢性病：是否患有 5 种或以上的慢性疾病？	□ 有(1 分)；□ 无(0 分)
Lost 体重减轻：过去 6 个月中,你是否有体重减轻 5% 以上？	□ 有(1 分)；□ 无(0 分)
衰弱筛查量表评估结果(分)	|_|
衰弱筛查量表评估分级	□ 强壮(0 分)；□ 衰弱前期(1~2 分)；□ 衰弱(3~5 分)

FRIED 衰弱表型		
评估日期	|＿|＿|＿|＿|年|＿|＿|月|＿|＿|日	
评估人	＿＿＿＿＿＿	
体重下降：过去 1 年中,意外出现体重下降＞4.5 kg 或＞5％体重	□ 是(1分);□ 否(0分)	
行走时间：行走 4.5 m 所用的时间(s)	□ 男性身高＞173 cm,用时≥6 s(1分);□ 男性身高＞173 cm,用时＜6 s(0分);□ 男性身高≤173 cm,用时≥7 s(1分);□ 男性身高≤173 cm,用时＜7 s(0分)。 □ 女性身高＞159 cm,用时≥6 s(1分);□ 女性身高＞159 cm,用时＜6 s(0分);□ 女性身高≤159 cm,用时≥7 s(1分);□ 女性身高≤159 cm,用时＜7 s(0分)	
握力(kg)	□ 男性 BMI≤24,握力≤29(1分);□ 男性 BMI≤24,握力＞29(0分);□ 男性 BMI 24.1～28,握力≤30(1分);□ 男性 BMI 24.1～28,握力＞30(0分);□ 男性 BMI＞28,握力≤32(1分);□ 男性 BMI＞28,握力＞32(0分)。 □ 女性 BMI≤23,握力≤17(1分);□ 女性 BMI≤23,握力＞17(0分);□ 女性 BMI 23.1～26,握力≤17.3(1分);□ 女性 BMI 23.1～26,握力＞17.3(0分);□ 女性 BMI 26.1～29,握力≤18(1分);□ 女性 BMI 26.1～29,握力＞18(0分);□ 女性 BMI＞29,握力≤21(1分);□ 女性 BMI＞29,握力＞21(0分)	
体力活动：每周活动量(MLTA)	□ 男性每周活动量＜383 kcal(约散步 2.5 h)(1分);□ 男性每周活动量≥383 kcal(约散步 2.5 h)(0分)。 □ 女性每周活动量＜270 kcal(约散步 2 h)(1分);□ 女性每周活动量≥270 kcal(约散步 2 h)(0分)	
疲乏(三项中,只要有一项得 1 分就计为 1 分;三项均为 0 分计为 0 分)	(1) CES‐D 的任何一个问题得分 2～3 分	□ 阴性(0分);□ 阳性(1分)
	(2) 我感觉我做每一件事都需要经过努力(1 周内发生天数)	□ 0 分：＜1 天(0分);□ 1 分：1～2 天(0分);□ 3 分：＞4 天(1分)
	(3) 我不能向前行走(1 周内发生天数)	□ 0 分：＜1 天(0分);□ 1 分：1～2 天(0分);□ 2 分：3～4 天(1分);□ 3 分：＞4 天(1分)

FRIED 衰弱表型	
衰弱筛查量表评估结果(分)	|_|
衰弱筛查量表评估分级	□ 强壮(0 分);□ 衰弱前期(1~2 分);□ 衰弱(3~5 分)

● 社区衰弱老年人评估表(PRISMA‑7)

社区衰弱老年人评估表(PRISMA‑7)	
评估日期	|_|_|_|_|年|_|_|月|_|_|日
您是否大于 85 岁?	□ 是;□ 否
男性	□ 是;□ 否
您是否因任何健康问题而限制您的活动?	□ 是;□ 否
您日常生活是否需要他人帮助	□ 是;□ 否
您是否因任何健康问题必须待在家里	□ 是;□ 否
您身边是否有人以备不时之需	□ 是;□ 否
您是否经常使用拐杖或轮椅来活动	□ 是;□ 否
总分	|_|
评估人	_____

[注] ≥3 项回答为"是"即为异常。

（七）肌少症评估

【肌少症筛查】

● 简易五项评分问卷（SARC‑F）

简易五项评分问卷（SARC‑F）	
评估日期	|_|_|_|_|年|_|_|月|_|_|日
评估人	_____
力量（Strength）：您拿4～5 kg的物品是否感到困难？	□ 没有困难（0分）；□ 有一些困难（1分）；□ 有很大困难/必须使用辅助工具/接受他人帮助/完全无法完成（2分）
行走（Assistance in walking）：每星期您能不休息连续步行（400 m）几次？	□ ＞2次/周（0分）；□ 1～2次/周（1分）；□ 0次/周（2分）
起身（Rise from a chair）：是否因为疾病或其他健康因素，您从床上或椅子上站起来或坐下有困难？	□ 没有困难（0分）；□ 有一些困难（1分）；□ 有很大困难/必须使用辅助工具/接受他人帮助/完全无法完成（2分）
爬楼梯（Climb stairs）：您能在没有任何帮助的情况下，独立且不休息地连续爬10个台阶吗？	□ 没有困难（0分）；□ 有一些困难（1分）；□ 有很大困难/必须使用辅助工具/接受他人帮助/完全无法完成（2分）
跌倒（Fails）：过去一年中您跌倒过几次？	□ 没有（0分）；□ 1～3次（1分）；□ 4次或以上（2分）
简易五项评分结果（分）	|_|

［注］总分≥4分：疑似肌少症。

● 小腿围测量

小 腿 围 测 量	
测量日期	|_|_|_|_|年|_|_|月|_|_|日
评估人	_____

小　腿　围　测　量	
性别	□ 男性;□ 女性
下肢水肿	□ 无;□ 左下肢水肿;□ 右下肢水肿;□ 双下肢水肿
左腿小腿最粗处周径(cm)	|__|__|__|.|__|
右腿小腿最粗处周径(cm)	|__|__|__|.|__|

[注] 测量方法：取坐位,测量小腿最粗处的周径,重复测量两次,记录最大值。男性小腿围<34 cm、女性小腿围<33 cm为异常。

【肌少症诊断】

◉ 肌少症诊断表

肌　少　症　诊　断　表		
性别		□ 男性;□ 女性
评估日期		|__|__|__|__|年|__|__|月|__|__|日
评估人		_____
握力测定	握力测定结果(kg)	|__|__|__|.|__|
	握力降低	□ 无;□ 有
标准：握力降低评分标准,男<28 kg,女<18 kg。		
6米步行 **速度测定**	速度(m/s)	|__|__|.|__|
	步速降低	□ 无;□ 有(标准：步速<1 m/s为步速降低)
四肢骨骼肌含量	测定方法	□ 双能X线吸收法(DXA);□ 多频生物电阻抗(BIA)
	四肢骨骼肌含量测量结果(kg/m²)	|__|__|.|__|
	骨骼肌含量减少	□ 无;□ 有

[注] 骨骼肌含量减少判断,DXA结果：男<7.0 kg/m²,女<5.4 kg/m²,判断为减少。BIA结果：男<7.0 kg/m²,女<5.7 kg/m²,判断为减少。

(八) 疼痛评估

● 视觉模拟量表 (VAS)

视觉模拟量表 (VAS)	
评估日期	|__|__|__|__|年|__|__|月|__|__|日
评估人	_____
疼痛部位	_____
疼痛性质	_____
VAS 疼痛评估评分结果（分）	|__|__|
VAS 疼痛评估分级	□ 无痛 0 分；□ 轻微疼痛 1~4 分(如不适、重物压迫感、钝性疼痛、炎性痛等)；□ 中度疼痛 5~6 分(如跳痛或痉挛、烧灼痛、挤压感或刺痛、触痛或压痛)；□ 严重疼痛 7~9 分(如妨碍正常活动)；□ 剧烈疼痛 10 分(难以忍受)
备注：	

● 数字评估量表 (NRS)

数字评估量表 (NRS)	
评估日期	|__|__|__|__|年|__|__|月|__|__|日
评估人	_____

老年综合评估标准数据集（2024 版）

数字评估量表(NRS)	
疼痛部位	_____
疼痛性质	_____
NRS疼痛评估评分结果(分)	|_|_|
NRS疼痛评估分级	□ 无痛 0 分;□ 轻微疼痛 1 分(安静平卧不痛,翻身咳嗽时疼痛);□ 轻微疼痛 2 分(咳嗽疼痛,深呼吸不痛);□ 轻微疼痛 3 分(安静平卧不痛,咳嗽深呼吸疼痛);□ 中度疼痛 4 分(安静平卧时,间歇疼痛);□ 中度疼痛 5 分(安静平卧时,持续疼痛);□ 中度疼痛 6 分(安静平卧时,疼痛较重);□ 重度疼痛 7 分(疼痛较重,翻转不安,无法入睡);□ 重度疼痛 8 分(持续疼痛难忍,全身大汗);□ 重度疼痛 9 分(持续疼痛,无法忍受);□ 剧烈疼痛 10 分(难以忍受)

(九) 共病评估

◉ 老年病累积疾病评定量表(CIRS‐G)

老年病累积疾病评定量表(CIRS‐G)	
评估日期	|_|_|_|_|年|_|_|月|_|_|日
评估人	_____
心脏系统:(冠心病、心梗、瓣膜性心脏病、充血性心力衰竭、心律不齐、其他)	□ 0分;□ 1分;□ 2分;□ 3分;□ 4分
高血压	□ 0分;□ 1分;□ 2分;□ 3分;□ 4分
血管及造血系统(周围血管阻塞性疾病、贫血、血细胞增生异常、凝血异常、淋巴系统疾病、其他)	□ 0分;□ 1分;□ 2分;□ 3分;□ 4分
呼吸系统(肺结核、肺气肿、慢性支气管炎、哮喘、肺炎、尘肺症、肿瘤、其他)	□ 0分;□ 1分;□ 2分;□ 3分;□ 4分
眼、耳、鼻、咽、喉(白内障、青光眼、黄斑退化、视神经萎缩、视网膜病变、牙周病、牙齿缺损、失聪、眩晕、良性肿瘤、恶性肿瘤、其他)	□ 0分;□ 1分;□ 2分;□ 3分;□ 4分

老年病累积疾病评定量表（CIRS－G）	
上消化道系统（胃炎、溃疡、出血、功能性障碍、良性肿瘤、恶性肿瘤、其他）	□0分;□1分;□2分;□3分;□4分
下消化道系统（出血、痔疮、大便失禁、良性肿瘤、恶性肿瘤、其他）	□0分;□1分;□2分;□3分;□4分
肝胆系统（急性肝炎、脂肪肝、急性重症肝炎、肝硬化、慢性病毒性肝炎、良性肿瘤、恶性肿瘤、胆结石、胰腺炎、其他）	□0分;□1分;□2分;□3分;□4分
肾脏（肾小球炎、感染、肾结石、慢性肾功能不全、良性肿瘤、恶性肿瘤、肾衰竭包括血透、其他）	□0分;□1分;□2分;□3分;□4分
泌尿生殖系统（前列腺增生、尿失禁、阴道炎、良性肿瘤、恶性肿瘤、其他）	□0分;□1分;□2分;□3分;□4分
肌肉骨骼系统/皮肤（关节炎、痛风、骨折、肌腱或其他软组织炎、骨质疏松、其他）	□0分;□1分;□2分;□3分;□4分
中枢及周围性神经系统（脑栓塞或出血、帕金森综合征、外伤、癫痫、良性肿瘤、恶性肿瘤、其他）	□0分;□1分;□2分;□3分;□4分
内分泌代谢系统和乳腺（糖尿病无并发症,糖尿病合并视网膜病变,肾脏病变或是周围神经病变,甲状腺基恩那个亢进或低下,高脂血症、其他）	□0分;□1分;□2分;□3分;□4分
精神行为疾病（失智、抑郁症、精神分裂症、谵妄、其他）	□0分;□1分;□2分;□3分;□4分
总分	|＿|

［注］0分：无。

1分：有疾病诊断,但此疾病不影响日常生活之正常功能,不需要特别治疗,或者治疗后没有影响到日常之生活机能(若是曾经有癌症诊断,且过去10年内没有药物治疗、复发或是后遗症者算是轻度)。

2分：需要每天规律服药控制的疾病,或者疾病对于日常生活有中等程度影响(若是曾经有癌症诊断,且过去5年内没有药物治疗、复发或是后遗症者算是中度)。

3分：需要复合三种以上药物治疗或者第一线用药以外治疗的疾病,合并有日常生活功能明显受限的状况(若是有癌症诊断,且过去5年内曾经接受任何治疗方式如化疗、放疗、荷尔蒙治疗或是手术治疗者)。

4分：日常生活功能严重受限,慢性疾病在使用最大限度地药物治疗仍然只能部分控制疾病的症状或者严重度,如充血性心力衰竭、慢性阻塞性肺部末期;或者是非常急性疾病需要立即进行介入治疗者,如急性心肌梗死、急性中风、急性胃肠道出血、急性骨折等需要立即处理否则将危及生命的状况(癌症复发且危及生命,使用各种资料方式皆无法控制,或者接受缓和治疗的癌症)。

● 查尔森共病指数(Charlson)

查尔森共病指数(Charlson)
评估日期	|_|_|_|_|年|_|_|月|_|_|日
评估人	_____
年龄(岁)	□ <50(0分);□ 50~59(1分);□ 60~69(2分);□ 70~79(3分);□ ≥80(4分)
心肌梗死	□ 有(1分);□ 无(0分)
充血性心力衰竭病史	□ 有(1分);□ 无(0分)
周围血管病	□ 有(1分);□ 无(0分)
脑血管意外及短暂性脑缺血	□ 有(1分);□ 无(0分)
痴呆	□ 有(1分);□ 无(0分)
慢性阻塞性肺疾病	□ 有(1分);□ 无(0分)
结缔组织病史	□ 有(1分);□ 无(0分)
消化道溃疡	□ 有(1分);□ 无(0分)
肝病	□ 无(0分);□ 有,轻度:慢性肝炎(或无门静脉高压的肝硬化,1分);□ 有,中重度:伴有门静脉高压的肝硬化(无论有否门脉出血史,3分)
糖尿病	□ 无(0分);□ 未经治疗的糖尿病(0分);□ 经治疗的糖尿病(1分);□ 存在靶器官损害的糖尿病(2分)
偏瘫	□ 有(2分);□ 无(0分)
中重度慢性肾病	□ 有(2分);□ 无(0分)
局限实体恶性肿瘤	□ 有(2分);□ 无(0分)
存在转移的实体恶性肿瘤	□ 有(6分);□ 无(0分)
白血病	□ 有(2分);□ 无(0分)

查尔森共病指数(Charlson)	
淋巴瘤	□ 有(2分);□ 无(0分)
获得性免疫缺陷综合征	□ 有(6分);□ 无(0分)
aCCI 评分	|_|_|
10 年生存率预期概率	|_|_|%

(十) 睡眠评估

◉ 匹兹堡睡眠质量指数量表

匹兹堡睡眠质量指数量表	
评估日期	|_|_|_|年|_|_|月|_|_|日
评估人	＿＿＿＿＿
下面一些问题是关于您最近 1 个月的睡眠情况,请按您近 1 个月的实际情况填写答案	
1. 近 1 个月,晚上上床睡觉通常在几点钟?	|_|_|
2. 近 1 个月,从上床到入睡通常需要多少分钟	□ ≤15 min(0分);□ 16～30 min(1分);□ 31～60 min(2分);□ ≥60 min(3分)
3. 近 1 个月,通常早上几点起床?	|_|_|
4. 近 1 个月,每夜通常实际睡眠几小时?(不等于卧床时间)	|_|_|
5. 近 1 个月,因下列情况影响睡眠而烦恼	
5a. 入睡困难(30 分钟内不能入睡)	□ 无(0分);□ <1 次/周(1分);□ 1～2 次/周(2分);□ ≥3 次/周(3分)
5b. 夜间易醒或早醒	□ 无(0分);□ <1 次/周(1分);□ 1～2 次/周(2分);□ ≥3 次/周(3分)
5c. 夜间去厕所	□ 无(0分);□ <1 次/周(1分);□ 1～2 次/周(2分);□ ≥3 次/周(3分)

匹兹堡睡眠质量指数量表	
5d. 呼吸不畅	□ 无(0分);□ <1次/周(1分);□ 1~2次/周(2分);□ ≥3次/周(3分)
5e. 咳嗽或鼾声高	□ 无(0分);□ <1次/周(1分);□ 1~2次/周(2分);□ ≥3次/周(3分)
5f. 感觉冷	□ 无(0分);□ <1次/周(1分);□ 1~2次/周(2分);□ ≥3次/周(3分)
5g. 感觉热	□ 无(0分);□ <1次/周(1分);□ 1~2次/周(2分);□ ≥3次/周(3分)
5h. 做噩梦	□ 无(0分);□ <1次/周(1分);□ 1~2次/周(2分);□ ≥3次/周(3分)
5i. 疼痛不适	□ 无(0分);□ <1次/周(1分);□ 1~2次/周(2分);□ ≥3次/周(3分)
5j. 其他影响睡眠的事情	□ 无(0分);□ <1次/周(1分);□ 1~2次/周(2分);□ ≥3次/周(3分)
6. 近1个月,总的来说,您认为您的睡眠质量	□ 很好(0分);□ 较好(1分);□ 较差(2分);□ 很差(3分)
7. 近1个月,您用药物催眠的情况	□ 无(0分);□ <1次/周(1分);□ 1~2次/周(2分);□ ≥3次/周(3分)
8. 近1个月,您常感到困倦吗?	□ 无(0分);□ <1次/周(1分);□ 1~2次/周(2分);□ ≥3次/周(3分)
9. 近1个月,您做事情的精力不足吗?	□ 没有(0分);□ 偶尔有(1分);□ 有时有(2分);□ 经常有(3分)
计分方法:根据上表结果,按照以下标准计分	
睡眠质量:条目6计分	□ 很好(0分);□ 较好(1分);□ 较差(2分);□ 很差(3分)
入睡时间:条目2和5a计分累计	□ 0分(0分);□ 1~2分(1分);□ 3~4分(2分);□ 5~6分(3分)
睡眠时间:条目4计分	□ >7h(0分);□ 6~7h(不含6h)(1分);□ 5~6h(含6h)(2分);□ <5h(3分)
睡眠效率:以条目1、3、4的应答计算睡眠效率 {睡眠效率=条目4(睡眠时间)/[条目3(起床时间)-条目1(上床时间)]×100%}	□ >85%(0分);□ 75%~85%(不含75%)(1分);□ 65%~75%(含75%)(2分); □ <65%(3分)
睡眠障碍:条目5b~5j计分累计	□ 0分(0分);□ 1~9分(1分);□ 10~18分(2分);□ 19~27分(3分)
催眠药物:条目7计分	□ 无(0分);□ <1次/周(1分);□ 1~2次/周(2分);□ ≥3次/周(3分)

匹兹堡睡眠质量指数量表	
日间功能障碍:条目8和9的计分累计	□ 0分(0分);□ 1～2分(1分);□ 3～4分(2分);□ 5～6分(3分)
总分(分)	|__|__|
评估分级	□ 0～5分:睡眠质量很好;□ 6～10分:睡眠质量还行;□ 11～15分:睡眠质量一般; □ 16～21分:睡眠质量很差

◉ 阿森斯失眠量表

阿森斯失眠量表	
评估日期	|__|__|__|年|__|__|月|__|__|日
评估人	_____
如果在过去1个月内每星期至少发生3次在您身上,就请您在相应的"□"上打"√":	
入睡时间(关灯后到睡着的时间)	□ 没问题(0分);□ 轻微延迟(1分);□ 显著延迟(2分);□ 延迟严重或没有睡觉(3分)
夜间苏醒	□ 没问题(0分);□ 轻微影响(1分);□ 显著影响(2分);□ 严重影响或没有睡觉(3分)
比期望的时间早醒	□ 没问题(0分);□ 轻微提早(1分);□ 显著提早(2分);□ 严重提早或没有睡觉(3分)
总睡眠时间	□ 足够(0分);□ 轻微不足(1分);□ 显著不足(2分);□ 严重不足或没有睡觉(3分)
总睡眠质量(无论睡多长)	□ 满意(0分);□ 轻微不满(1分);□ 显著不满(2分);□ 严重不满或没有睡觉(3分)
白天情绪	□ 正常(0分);□ 轻微低落(1分);□ 显著低落(2分);□ 严重低落(3分)
白天身体功能(体力或精神:如记忆力、认知力、注意力等)	□ 足够(0分);□ 轻微影响(1分);□ 显著影响(2分);□ 严重影响(3分)
白天思睡	□ 无思睡(0分);□ 轻微思睡(1分);□ 显著思睡(2分);□ 严重思睡(3分)

阿森斯失眠量表	
总分(分)	|_|_|
评估分级	□ 0～3 分：无睡眠障碍;□ 4～6 分：可疑失眠;□ 7～24 分：失眠

◉ 失眠严重程度指数量表(ISI)

失眠严重程度指数量表(ISI)		
评估日期	|_|_|_|_|年|_|_|月|_|_|日	
描述您过去2周睡眠问题的严重程度	a 入睡困难	□ 无(0分);□ 轻度(1分);□ 中度(2分);□ 重度(3分);□ 极重度(4分)
	b 难以维持睡眠	□ 无(0分);□ 轻度(1分);□ 中度(2分);□ 重度(3分);□ 极重度(4分)
	c 早醒	□ 无(0分);□ 轻度(1分);□ 中度(2分);□ 重度(3分);□ 极重度(4分)
您对过去两周的睡眠状况满意度如何?		□ 很满意(0分);□ 满意(1分);□ 一般(2分);□ 不满意(3分);□ 很不满意(4分)
您认为您的睡眠问题在多大程度上干扰了您的日常功能(如：日间疲劳、处理工作和日常事务的能力、注意力、记忆力、情绪等)		□ 没有干扰(0分);□ 轻微(1分);□ 有些(2分);□ 较多(3分);□ 很多干扰(4分)
与其他人相比,您的睡眠问题对您的生活质量有多大程度的影响或损害		□ 没有(0分);□ 一点(1分);□ 有些(2分);□ 较多(3分);□ 很多(4分)
您对自己当前睡眠问题有多大程度的忧虑/苦恼		□ 没有(0分);□ 一点(1分);□ 有些(2分);□ 较多(3分);□ 很多(4分)
总分		|_|_|
评估人		_____
评估分级		□ 0～7 分：无临床意义的失眠;□ 8～14 分：亚临床失眠;□ 15～21 分：临床失眠(中度);□ 22～28 分：临床失眠(重度)

第二部分 临床研究版数据集

(十一) 用药评估

● 多重用药评估表

多重用药评估表
评估日期 |__|__|__|__|年|__|__|月|__|__|日
评估人   _____
潜在药物不良反应风险   □ 无;□ 有

[注] 中国老年人潜在不适当用药判断标准(BEERS),参见附录2。

(十二) 视力评估

● 视力筛查

视　力　筛　查	
评估日期	|__|__|__|__|年|__|__|月|__|__|日
评估人	_____
配镜史	□ 无;□ 有(若有,眼科专科随访)
视力障碍病史	□ 无;□ 有(若有,眼科专科随访)
从事日常活动时,会因视力不佳受影响	□ 无;□ 有(若是,眼科专科就诊)
Snellen 视力表<20/40	□ 无;□ 有(若是,眼科专科就诊)
视力简便筛检:请受试者阅读床边的报纸标题和文字进行简单的初评	□ 无异常;□ 有异常(若是,眼科专科就诊)

[注] Snellen 视力表,参见附录3。

(十三) 听力评估

◉ 听力筛查

听 力 筛 查	
评估日期	|_|_|_|_|年|_|_|月|_|_|日
评估人	_____
耳语测试	听力异常	□ 无;□ 有(若选此项,五官科专科就诊)
听力测量仪测试	听力测量仪设定在 40 dB,测定 1 000 及 2 000 Hz 时的听力	□ 双耳都能听到;□ 左耳听不到(若选此项,五官科专科就诊);□ 右耳听不到(若选此项,五官科专科就诊);□ 双耳均听不到(若选此项,五官科专科就诊)

[注] 耳语测试检查前排除耳垢阻塞或中耳炎。采用简易方法,站在受检者后方约 15 cm,气音说出几个字,若受检者不能重复说出一半以上的字时,则表示可能有听力方面的问题。

(十四) 口腔评估

◉ 口腔评估量表

口 腔 评 估	
评估日期	|_|_|_|_|年|_|_|月|_|_|日
评估人	_____
有无牙齿脱落	□ 无;□ 有(若有,口腔专科就诊)
若有假牙,佩戴有无不适感	□ 无;□ 有(若有,口腔专科就诊)
有无口腔问题而影响进食	□ 无;□ 有(若是,口腔专科就诊)

[注] ① 检查口腔情况,是否存在牙齿脱落? ② 如有假牙,佩戴是否舒适? ③ 是否由于存在口腔问题而影响进食?
以上任何一项存在问题,进一步口腔科专科就诊。

(十五) 尿失禁评估

◉ 尿失禁问卷简表（ICI－Q－SF）

尿失禁问卷简表（ICI－Q－SF）
评估日期	|__|__|__|__|年|__|__|月|__|__|日
评估人	_____
出生日期	|__|__|__|__|年|__|__|月|__|__|日
性别	□ 男性；□ 女性
您漏尿的次数	□ 从来不漏尿(0分)；□ 一星期大约漏尿 1 次或经常不到 1 次(1分)；□ 一星期漏尿 2 次或 3 次(2分)；□ 每天大约漏尿 1 次(3分)；□ 一天漏尿数次(4分)；□ 一直漏尿(5分)
通常情况下,您认为自己漏尿的量是多少?(不管是否使用了防护用品)	□ 不漏尿(0分)；□ 少量漏尿(2分)；□ 中等量漏尿(4分)；□ 大量漏尿(6分)
总体上看,漏尿对您日常生活影响程度如何?(0分表示没有影响,10分表示有很大影响)	□ 0分；□ 1分；□ 2分；□ 3分；□ 4分；□ 5分；□ 6分；□ 7分；□ 8分；□ 9分；□ 10分
ICI－Q－SF 评分结果(分)	|__|__|
您什么时候发生漏尿	□ 从不漏尿；□ 未能到达厕所就会有尿液漏出；□ 在咳嗽或打喷嚏时漏尿；□ 在睡着时漏尿；□ 在活动或体育运动时漏尿；□ 在小便完和穿好衣服时漏尿；□ 在没有明显理由的情况下漏尿；□ 在所有时间内漏尿

[注] 许多患者时常漏尿,该表将用于调查尿失禁的发生率和尿失禁对患者的影响程度。患者仔细回想近四周来的症状,尽可能回答以上问题。

（十六）压疮评估

● Norton 压力性损伤风险评估

Norton 压力性损伤风险评估	
评估日期	|__|__|__|__|年|__|__|月|__|__|日
评估人	_____
一般身体状况	□ 非常差(1分)；□ 虚弱(2分)；□ 一般(3分)；□ 良好(4分)
精神状况	□ 昏迷(1分)；□ 谵妄(2分)；□ 淡漠(3分)；□ 清楚(4分)
行走能力	□ 卧床(1分)；□ 轮椅活动(2分)；□ 需协助(3分)；□ 可走动(4分)
活动能力	□ 不能自主活动(1分)；□ 非常受限(2分)；□ 轻微受限(3分)；□ 行走自如(4分)
失禁情况	□ 大小便失禁(1分)；□ 经常性失禁(2分)；□ 偶尔失禁(3分)；□ 无(4分)
Norton 评估结果(分)	|__|__|

[注] 评估值≤14分，患者有发生压力性损伤的危险，建议采取预防措施；评估值≤12分为高危。

● Braden 量表

Braden 量表	
评估日期	|__|__|__|年|__|__|月|__|__|日
评估人	_____
感知能力	□ 完全受限：对疼痛刺激无反应(1分)；□ 非常受限：对疼痛刺激有反应，但不能用语言表达，只能用呻吟、烦躁不安表示(2分)；□ 轻度受限：对指令性语言有反应，但不能总是用语言表达不适，或部分肢体感受疼痛能力或不适能力受损(3分)；□ 未受限：对指令性语言有反应，无感觉受损(4分)
潮湿度	□ 持续潮湿：每次移动或翻动病人时总是看到皮肤被分泌物、尿液渍湿(1分)；□ 非常潮湿：床单由于频繁受潮至少每班更换一次(2分)；□ 偶尔潮湿：皮肤偶尔潮湿，床单约每日更换一次(3分)；□ 很少潮湿：皮肤通常是干的，床单按常规时间更换(4分)

Braden 量表	
活动能力	□ 卧床不起：被限制在床上(1分)；□ 能坐轮椅：不能步行活动,必须借助椅子或轮椅活动(2分)；□ 扶助行走：白天偶尔步行,但距离非常短(3分)；□ 活动自如：能自主活动,经常步行(4分)
移动能力	□ 完全受限：患者在他人帮助下方能改变体位(1分)；□ 重度受限：偶尔能轻微改变身体或四肢的位置,但不能独立改变体位(2分)；□ 轻度受限：只是轻微改变身体或四肢的位置,可经常移动且独立进行(3分)；□ 不受限：可独立进行随意体位的改变(4分)
营养摄取能力	□ 非常差：从未吃过完整一餐,或禁食和(或)进无渣流质饮食(1分)；□ 可能不足：每餐很少吃完,偶尔加餐或少量流质饮食或管饲饮食(2分)；□ 充足：每餐大部分能吃完,但会常常加餐；不能经口进食患者能通过鼻饲或静脉营养补充大部分营养需求(3分)；□ 良好：三餐基本正常(4分)
摩擦力剪切力	□ 有问题：要协助才能移动患者,移动时皮肤与床单表面没有完全托起,患者坐床上或椅子上经常会向下滑动(1分)；□ 有潜在问题：很费力地移动患者,大部分时间能保持良好的体位,偶尔有向下滑动(2分)；□ 无明显问题：在床上或椅子里能够独立移动,并保持良好体位(3分)
总分(分)	|＿|＿|
评估分级	□ ≤9分：极高危；□ 10～12分：高危；□ 13～14分：中度高危；□ 15～18分：低度高危

(十七) 社会支持评估

◉ 社会支持评定量表(SSRS)

社会支持评定量表(SSRS)	
评估日期	|＿|＿|＿|＿|年|＿|＿|月|＿|＿|日
评估人	＿＿＿＿＿＿
您有多少关系密切,可以得到支持和帮助的朋友？(只选一项)	□ 一个也没有(0分)；□ 1～2个(1分)；□ 3～5个(2分)；□ 6个或6个以上(3分)

社会支持评定量表(SSRS)	
近一年来您：(只选一项)	□ 远离家人,且独居一室(0分);□ 住处经常变动,多数时间和陌生人住在一起(1分);□ 和同学、同事或朋友住在一起(2分);□ 和家人住在一起(3分)
您和邻居：(只选一项)	□ 相互之间从不关心,只是点头之交(0分);□ 遇到困难可能稍微关心(1分);□ 有些邻居很关心您(2分);□ 大多数邻居都很关心您(3分)
您和同事：(只选一项)	□ 相互之间从不关心,只是点头之交(0分);□ 遇到困难可能稍微关心(1分);□ 有些同事很关心您(2分);□ 大多数同事都很关心您(3分)
从夫妻(恋人)得到的支持和照顾	□ 无(0分);□ 很少(0分);□ 一般(1分);□ 全力支持(1分)
从父母得到的支持和照顾	□ 无(0分);□ 很少(0分);□ 一般(1分);□ 全力支持(1分)
从儿女得到的支持和照顾	□ 无(0分);□ 很少(0分);□ 一般(1分);□ 全力支持(1分)
从兄弟姐妹得到的支持和照顾	□ 无(0分);□ 很少(0分);□ 一般(1分);□ 全力支持(1分)
从其他家庭成员(如嫂子)得到的支持和照顾	□ 无(0分);□ 很少(0分);□ 一般(1分);□ 全力支持(1分)
过去,在您遇到急难情况时,曾经得到的经济支持和解决实际问题的帮助的来源有(多选计总分)	□ 无任何来源(0分);□ 配偶(1分);□ 其他家人(1分);□ 亲戚(1分);□ 同事(1分);□ 工作单位(1分);□ 党团工会等官方或半官方组织(1分);□ 宗教、社会团体等非官方组织(1分)
过去,在您遇到急难情况时,曾经得到的安慰和关心的来源有(多选计总分)	□ 无任何来源(0分);□ 配偶(1分);□ 其他家人(1分);□ 亲戚(1分);□ 同事(1分);□ 工作单位(1分);□ 党团工会等官方或半官方组织(1分);□ 宗教、社会团体等非官方组织(1分)
您遇到烦恼时的倾诉方式：(只选一项)	□ 从不向任何人诉说(0分);□ 只向关系极为密切的1~2个人诉说(1分);□ 如果朋友主动询问会说出来(2分);□ 主动诉说自己的烦恼,以获得支持和理解(3分)
您遇到烦恼时的求助方式：(只选一项)	□ 只靠自己,不接受别人帮助(0分);□ 很少请求别人帮助(1分);□ 有时请求别人帮助(2分);□ 有困难时经常向家人、亲友、组织求援(3分)

社会支持评定量表(SSRS)	
对于团体(如党组织、宗教团体、工会、学生会等)组织活动,您:(只选一项)	□ 从不参加(0分);□ 偶尔参加(1分);□ 经常参加(2分);□ 主动参加并积极活动(3分)
社会支持评定量表评估结果(分)	|__|__|
主观支持(1、3、4、5)	|__|__|
客观支持(2、6、7)	|__|__|
支持利用度(8、9、10)	|__|__|
社会支持度分级	□ 社会支持较少(小于20分);□ 具有一般的社会支持(20~30分);□ 具有满意的社会支持(30~40分)

(十八) 居家环境评估

● 居家危险因素评估工具

居家危险因素评估工具		
评估日期		|__|__|__|年|__|__|月|__|__|日
门廊	门口地垫的边角卷起或者容易打滑	□ 是(1分);□ 否(0分)
	鞋柜旁没有供换鞋时使用的座椅	□ 是(1分);□ 否(0分)
厨房	做饭时需要的调味品放在高处	□ 是(1分);□ 否(0分)
	地板经常有油渍	□ 是(1分);□ 否(0分)
	烧饭时经常被油烟所困扰	□ 是(1分);□ 否(0分)
客厅	沙发太软,站起来吃力	□ 是(1分);□ 否(0分)
	有松动不稳固的家具	□ 是(1分);□ 否(0分)
	经常走动的空间放有家具	□ 是(1分);□ 否(0分)

居家危险因素评估工具		
卧室	躺在床上时伸手够不着电灯开关或电话	□ 是(1分);□ 否(0分)
	卧室没有安装小夜灯	□ 是(1分);□ 否(0分)
	床太软,起身下床或坐下时感觉吃力	□ 是(1分);□ 否(0分)
卫生间	淋浴时或在浴缸中洗浴时周围没有可以扶的扶手	□ 是(1分);□ 否(0分)
	马桶旁没有扶手提供支持	□ 是(1分);□ 否(0分)
	淋浴间没有防滑冲凉凳	□ 是(1分);□ 否(0分)
	洗澡时洗漱用品并非伸手可及	□ 是(1分);□ 否(0分)
	淋浴间地砖不防滑,地面没有防滑垫	□ 是(1分);□ 否(0分)
	盥洗池经常有水滴溅出	□ 是(1分);□ 否(0分)
楼道	过道有灯泡不亮	□ 是(1分);□ 否(0分)
	楼道灯的开关不方便开启	□ 是(1分);□ 否(0分)
	楼道旁边堆有杂物	□ 是(1分);□ 否(0分)
	楼道的扶手松动或只有一侧	□ 是(1分);□ 否(0分)
	楼梯的边缘破损不能看清	□ 是(1分);□ 否(0分)
	楼梯上有松动的地毯	□ 是(1分);□ 否(0分)
	居住的楼房没有电梯	□ 是(1分);□ 否(0分)
阳台	站在阳台上晾衣服时需要将身子探出阳台	□ 是(1分);□ 否(0分)
	阳台不是封闭的,雨天地面容易被淋湿	□ 是(1分);□ 否(0分)
	不是防滑地砖	□ 是(1分);□ 否(0分)

第二部分　临床研究版数据集

居家危险因素评估工具		
其他	家中地面不平或有门槛	□ 是(1分);□ 否(0分)
	经常需要爬高	□ 是(1分);□ 否(0分)
	在进入每一个房间或楼梯前,不能开灯	□ 是(1分);□ 否(0分)
	灯光不够明亮	□ 是(1分);□ 否(0分)
	家中饲养宠物	□ 是(1分);□ 否(0分)
评估人		_____

[注] 分值越大,说明家中危险因素越多。

(十九) 其他评估

◉ 静脉血栓栓塞症风险评估 Caprini 量表(围手术期血栓栓塞风险评估)

静脉血栓栓塞症风险评估 Caprini 量表	
评估日期	|_|_|_|_|年|_|_|月|_|_|日
评估人	_____
年龄	□ ≤40 岁(0分);□ 41～60 岁(1分);□ 61～74 岁(2分);□ ≥75 岁(3分)
肥胖(BMI≥25 kg/m²)	□ 是(1分);□ 否(0分)
下肢水肿	□ 有(1分);□ 无(0分)
静脉曲张	□ 有(1分);□ 无(0分)
急性心肌梗死	□ 有(1分);□ 无(0分)
肺功能异常,慢性阻塞性肺疾病(COPD)	□ 有(1分);□ 无(0分)
炎症性肠病史	□ 有(1分);□ 无(0分)

静脉血栓栓塞症风险评估 Caprini 量表	
败血症(<1 个月)	□ 有(1 分);□ 无(0 分)
卧床的内科患者	□ 是(1 分);□ 否(0 分)
充血性心力衰竭(<1 个月)	□ 有(1 分);□ 无(0 分)
严重肺部疾病、含肺炎	□ 有(1 分);□ 无(0 分)
异常妊娠	□ 有(1 分);□ 无(0 分)
妊娠期或产后(1 个月)	□ 是(1 分);□ 否(0 分)
服避孕药或雌激素替代治疗	□ 有(1 分);□ 无(0 分)
计划小手术(<45 min)	□ 有(1 分);□ 无(0 分)
大手术史(<1 月)	□ 有(1 分);□ 无(0 分)
其他危险因素	□ 有(1 分);□ 无(0 分)
恶性肿瘤(既往或现患)	□ 有(2 分);□ 无(0 分)
患者需要卧床(>72 h)	□ 有(2 分);□ 无(0 分)
石膏固定(<1 个月)	□ 有(2 分);□ 无(0 分)
深静脉血栓(DVT)或肺血栓栓塞症(PTE)患者史	□ 有(3 分);□ 无(0 分)
血栓家庭病史	□ 有(3 分);□ 无(0 分)
其他先天或后天血栓形成	□ 有(3 分);□ 无(0 分)
肝素诱导的血小板减少症(HIT)	□ 有(3 分);□ 无(0 分)
抗心磷脂抗体阳性	□ 有(3 分);□ 无(0 分)
凝血酶原 G20210A 阳性	□ 有(3 分);□ 无(0 分)
凝血因子 V Leiden 阳性	□ 有(3 分);□ 无(0 分)

静脉血栓栓塞症风险评估 Caprini 量表	
狼疮抗凝物阳性	☐ 有(3 分);☐ 无(0 分)
血清同行半胱氨酸酶升高	☐ 有(3 分);☐ 无(0 分)
中心静脉置管术	☐ 有(3 分);☐ 无(0 分)
腹腔镜手术(>45 min)	☐ 有(3 分);☐ 无(0 分)
大手术(>45 min)	☐ 有(3 分);☐ 无(0 分)
关节镜手术	☐ 有(3 分);☐ 无(0 分)
择期下肢关节置换术	☐ 有(5 分);☐ 无(0 分)
髋关节、骨盆或下肢骨折多发性创伤(<1 个月)	☐ 有(5 分);☐ 无(0 分)
急性骨髓损伤(瘫痪)(<1 个月)	☐ 有(5 分);☐ 无(0 分)
脑卒中(<1 个月)	☐ 有(5 分);☐ 无(0 分)
Caprini 量表评估结果(分)	|__|__|
风险评估等级	☐ 非常低危;☐ 低危;☐ 中危;☐ 高危

风 险 等 级	普外科手术*	整形外科手术	其 他 手 术
非常低危	Caprini(0 分)	Caprini(0~2 分)	大多数门诊手术
低危	Caprini(1~2 分)	Caprini(3~4 分)	脊柱手术(非恶性肿瘤)
中危	Caprini(3~4 分)	Caprini(5~6 分)	妇科非恶性肿瘤;心脏手术;大多数胸部手术;脊柱手术(恶性肿瘤导致)
高危	Caprini≥(5 分)	Caprini(7~8 分)	减肥手术;妇科肿瘤手术;全肺切除术;开颅手术创伤性脑损伤;脊柱损伤其他大创伤;骨科大手术

* 普外科手术包括胃肠道手术、泌尿外科手术、血管手术、乳腺和甲状腺手术。

● 静脉血栓栓塞症风险评估单 Padua 量表

静脉血栓栓塞症风险评估 Padua 量表	
评估日期	|_|_|_|_|年|_|_|月|_|_|日
评估人	_____
年龄＞70 岁	□ 是(1分);□ 否(0分)
肥胖(BMI≥30 kg/m²)	□ 是(1分);□ 否(0分)
心脏和(或)呼吸衰竭	□ 有(1分);□ 无(0分)
急性心肌梗死和(或)缺血性脑卒中	□ 有(1分);□ 无(0分)
急性感染和(或)风湿性疾病	□ 有(1分);□ 无(0分)
正在进行激素治疗	□ 是(1分);□ 否(0分)
创伤或外科手术(≤1个月)	□ 有(2分);□ 无(0分)
制动,患者身体原因或遵医嘱需卧床休息至少3天	□ 是(3分);□ 否(0分)
既往静脉血栓栓塞症	□ 有(3分);□ 无(0分)
活动性恶性肿瘤,患者先前有局部或远端转移和(或)6个月内接受过化疗和放疗	□ 有(3分);□ 无(0分)
有血栓形成倾向,抗凝血酶缺陷症,蛋白C或S缺乏,凝血因子V Leiden、凝血酶原 G20210A 突变,抗磷脂抗体综合征	□ 有(3分);□ 无(0分)
Padua 量表评估结果(分)	|_|_|
风险评估等级	□ 低危(总分＜4分);□ 高危(总分≥4分)

[注] 风险等级评估:① 总分＜4分,风险等级为低危,尽早活动,宣传教育。② 总分≥4分,风险等级为高危,预防措施为基本预防＋物理预防＋药物应用。

中医体质及亚健康测评
评估日期 |_|_|_|_|年|_|_|月|_|_|日
您精力充沛吗？   □ 没有(1分)；□ 很少(2分)；□ 有时(3分)；□ 经常(4分)；□ 总是(5分)
您容易疲乏吗？   □ 没有(1分)；□ 很少(2分)；□ 有时(3分)；□ 经常(4分)；□ 总是(5分)
您容易气短(呼吸短促,接不上气)吗？   □ 没有(1分)；□ 很少(2分)；□ 有时(3分)；□ 经常(4分)；□ 总是(5分)
您容易心慌吗？   □ 没有(1分)；□ 很少(2分)；□ 有时(3分)；□ 经常(4分)；□ 总是(5分)
您容易头晕或站起时眩晕吗？   □ 没有(1分)；□ 很少(2分)；□ 有时(3分)；□ 经常(4分)；□ 总是(5分)
您喜欢安静、懒得说话吗？   □ 没有(1分)；□ 很少(2分)；□ 有时(3分)；□ 经常(4分)；□ 总是(5分)
您说话声音低弱无力吗？   □ 没有(1分)；□ 很少(2分)；□ 有时(3分)；□ 经常(4分)；□ 总是(5分)
您容易忘事(健忘)吗？   □ 没有(1分)；□ 很少(2分)；□ 有时(3分)；□ 经常(4分)；□ 总是(5分)
您感到闷闷不乐、情绪低沉吗？   □ 没有(1分)；□ 很少(2分)；□ 有时(3分)；□ 经常(4分)；□ 总是(5分)
您多愁善感、感情脆弱吗？   □ 没有(1分)；□ 很少(2分)；□ 有时(3分)；□ 经常(4分)；□ 总是(5分)
您容易精神紧张、焦虑不安吗？   □ 没有(1分)；□ 很少(2分)；□ 有时(3分)；□ 经常(4分)；□ 总是(5分)
您容易感到害怕或受到惊吓吗？   □ 没有(1分)；□ 很少(2分)；□ 有时(3分)；□ 经常(4分)；□ 总是(5分)
您肋胁部或乳房胀痛吗？   □ 没有(1分)；□ 很少(2分)；□ 有时(3分)；□ 经常(4分)；□ 总是(5分)
您感到胸闷或腹部胀满吗？   □ 没有(1分)；□ 很少(2分)；□ 有时(3分)；□ 经常(4分)；□ 总是(5分)
您会无缘无故叹气吗？   □ 没有(1分)；□ 很少(2分)；□ 有时(3分)；□ 经常(4分)；□ 总是(5分)
您感到身体沉重不轻松或不爽快吗？   □ 没有(1分)；□ 很少(2分)；□ 有时(3分)；□ 经常(4分)；□ 总是(5分)
您感到手脚心发热吗？   □ 没有(1分)；□ 很少(2分)；□ 有时(3分)；□ 经常(4分)；□ 总是(5分)
您感觉身体、脸上发热吗？   □ 没有(1分)；□ 很少(2分)；□ 有时(3分)；□ 经常(4分)；□ 总是(5分)

中医体质及亚健康测评	
您手脚发凉吗？	□ 没有(1分)；□ 很少(2分)；□ 有时(3分)；□ 经常(4分)；□ 总是(5分)
您胃脘部、背部或腰膝部怕冷吗？	□ 没有(1分)；□ 很少(2分)；□ 有时(3分)；□ 经常(4分)；□ 总是(5分)
您比一般人耐受不了寒冷(冬天的寒冷，夏天的冷空调、电扇等)吗？	□ 没有(1分)；□ 很少(2分)；□ 有时(3分)；□ 经常(4分)；□ 总是(5分)
您感到怕冷、衣服比别人穿得多吗？	□ 没有(1分)；□ 很少(2分)；□ 有时(3分)；□ 经常(4分)；□ 总是(5分)
您比别人容易患感冒吗？	□ 没有(1分)；□ 很少(2分)；□ 有时(3分)；□ 经常(4分)；□ 总是(5分)
您没有感冒时也会打喷嚏吗？	□ 没有(1分)；□ 很少(2分)；□ 有时(3分)；□ 经常(4分)；□ 总是(5分)
您没有感冒时也会鼻塞、流鼻涕吗？	□ 没有(1分)；□ 很少(2分)；□ 有时(3分)；□ 经常(4分)；□ 总是(5分)
您活动量稍大就容易出虚汗吗？	□ 没有(1分)；□ 很少(2分)；□ 有时(3分)；□ 经常(4分)；□ 总是(5分)
您容易过敏(对药物、食物、气味、花粉或在季节交替、气候变化时)吗？	□ 没有(1分)；□ 很少(2分)；□ 有时(3分)；□ 经常(4分)；□ 总是(5分)
您皮肤容易起荨麻疹(风团、风疹块、风疙瘩)及抓痕吗？	□ 没有(1分)；□ 很少(2分)；□ 有时(3分)；□ 经常(4分)；□ 总是(5分)
您有因季节变化、温度变化或异味等原因而咳喘的现象吗？	□ 没有(1分)；□ 很少(2分)；□ 有时(3分)；□ 经常(4分)；□ 总是(5分)
您的皮肤因过敏出现过紫癜(紫红色瘀点、瘀斑)吗？	□ 没有(1分)；□ 很少(2分)；□ 有时(3分)；□ 经常(4分)；□ 总是(5分)
您的皮肤一抓就红，并出现抓痕吗？	□ 没有(1分)；□ 很少(2分)；□ 有时(3分)；□ 经常(4分)；□ 总是(5分)
您的皮肤在不知不觉中会出现青紫瘀斑(皮下出血)吗？	□ 没有(1分)；□ 很少(2分)；□ 有时(3分)；□ 经常(4分)；□ 总是(5分)
您皮肤或口唇干吗？	□ 没有(1分)；□ 很少(2分)；□ 有时(3分)；□ 经常(4分)；□ 总是(5分)

第二部分　临床研究版数据集

中医体质及亚健康测评
您身体上有哪里疼痛吗？	□ 没有(1分)；□ 很少(2分)；□ 有时(3分)；□ 经常(4分)；□ 总是(5分)
您面部两颧潮红或偏红吗？	□ 没有(1分)；□ 很少(2分)；□ 有时(3分)；□ 经常(4分)；□ 总是(5分)
您两颧部有细微红丝吗？	□ 没有(1分)；□ 很少(2分)；□ 有时(3分)；□ 经常(4分)；□ 总是(5分)
您口唇的颜色比一般人红吗？	□ 没有(1分)；□ 很少(2分)；□ 有时(3分)；□ 经常(4分)；□ 总是(5分)
您有额部油脂分泌多的现象吗？	□ 没有(1分)；□ 很少(2分)；□ 有时(3分)；□ 经常(4分)；□ 总是(5分)
您面部或鼻部有油腻感或者油光发亮吗？	□ 没有(1分)；□ 很少(2分)；□ 有时(3分)；□ 经常(4分)；□ 总是(5分)
您面色晦暗、或容易出现褐斑吗？	□ 没有(1分)；□ 很少(2分)；□ 有时(3分)；□ 经常(4分)；□ 总是(5分)
您易生痤疮或者疮疖吗？	□ 没有(1分)；□ 很少(2分)；□ 有时(3分)；□ 经常(4分)；□ 总是(5分)
您上眼睑比别人肿(上眼睑有轻微隆起的现象)吗？	□ 没有(1分)；□ 很少(2分)；□ 有时(3分)；□ 经常(4分)；□ 总是(5分)
您容易有黑眼圈吗？	□ 没有(1分)；□ 很少(2分)；□ 有时(3分)；□ 经常(4分)；□ 总是(5分)
您感到眼睛干涩吗？	□ 没有(1分)；□ 很少(2分)；□ 有时(3分)；□ 经常(4分)；□ 总是(5分)
您口唇颜色偏黯吗？	□ 没有(1分)；□ 很少(2分)；□ 有时(3分)；□ 经常(4分)；□ 总是(5分)
您感到口干咽燥、总想喝水吗？	□ 没有(1分)；□ 很少(2分)；□ 有时(3分)；□ 经常(4分)；□ 总是(5分)
您咽喉部有异物感，且吐之不出、咽之不下吗？	□ 没有(1分)；□ 很少(2分)；□ 有时(3分)；□ 经常(4分)；□ 总是(5分)
您平时痰多，特别是咽喉部总有痰堵着吗？	□ 没有(1分)；□ 很少(2分)；□ 有时(3分)；□ 经常(4分)；□ 总是(5分)
您感到口苦或嘴里有异味吗？	□ 没有(1分)；□ 很少(2分)；□ 有时(3分)；□ 经常(4分)；□ 总是(5分)
您嘴里常有黏黏的感觉吗？	□ 没有(1分)；□ 很少(2分)；□ 有时(3分)；□ 经常(4分)；□ 总是(5分)
您舌苔厚腻或有舌苔厚厚的感觉吗？	□ 没有(1分)；□ 很少(2分)；□ 有时(3分)；□ 经常(4分)；□ 总是(5分)

中医体质及亚健康测评	
您腹部肥满松软吗?	□ 没有(1分);□ 很少(2分);□ 有时(3分);□ 经常(4分);□ 总是(5分)
您受凉或吃(喝)凉的东西后,容易腹泻(拉肚子)吗?	□ 没有(1分);□ 很少(2分);□ 有时(3分);□ 经常(4分);□ 总是(5分)
您吃(喝)凉的东西会感到不舒服或者怕吃(喝)凉的东西吗?	□ 没有(1分);□ 很少(2分);□ 有时(3分);□ 经常(4分);□ 总是(5分)
您容易失眠吗?	□ 没有(1分);□ 很少(2分);□ 有时(3分);□ 经常(4分);□ 总是(5分)
您有大便黏滞不爽、解不尽的感觉吗?	□ 没有(1分);□ 很少(2分);□ 有时(3分);□ 经常(4分);□ 总是(5分)
您容易便秘或大便干燥吗?	□ 没有(1分);□ 很少(2分);□ 有时(3分);□ 经常(4分);□ 总是(5分)
您小便时尿道有发热感、尿色浓(深)吗?	□ 没有(1分);□ 很少(2分);□ 有时(3分);□ 经常(4分);□ 总是(5分)
您带下色黄(白带颜色发黄)吗?(限女性回答)	□ 没有(1分);□ 很少(2分);□ 有时(3分);□ 经常(4分);□ 总是(5分)
您的阴囊部位潮湿吗?(限男性回答)	□ 没有(1分);□ 很少(2分);□ 有时(3分);□ 经常(4分);□ 总是(5分)
您能适应外界自然和社会环境的变化吗?	□ 没有(1分);□ 很少(2分);□ 有时(3分);□ 经常(4分);□ 总是(5分)
评估总分	_____

[注] 请逐项阅读每一个问题,根据自己近一年的体验和感觉,在最符合您的选项□ 内打上"√"。如果某一个问题您不能肯定回答,请选择最接近您实际情况的选项,每一个问题只能选一个选项。

(二十) 评估总结

评 估 总 结	
评估问题汇总	_____
处理方案	_____

评 估 总 结	
预期目标	＿＿＿＿
记录人	＿＿＿＿
总结日期	|_|_|_|_|年|_|_|月|_|_|日

治 疗 及 预 后

（一）目前用药

目 前 用 药						
药物名称	药物剂量	剂量单位	给 药 频 率	给 药 途 径	开始时间	结束时间
＿＿＿＿	＿＿＿＿	□ mg;□ mL;□ U;□ 其他 ＿＿＿	□ st;□ qd;□ bid;□ tid;□ qid;□ qod;□ qw;□ biw;□ tiw;□ qow;□ q2w;□ q3w;□ q4w;□ q1/2h;□ qh;□ q2h;□ q3h;□ q4h;□ q6h;□ q8h;□ q12h;□ 其他＿＿＿	□ 口服;□ 皮下注射;□ 肌内注射;□ 静脉注射;□ 静脉滴注;□ 泵入;□ 局部;□ 其他	｜＿｜＿｜＿｜＿｜年｜＿｜＿｜月｜＿｜＿｜日｜＿｜＿｜时｜＿｜＿｜分	｜＿｜＿｜＿｜＿｜年｜＿｜＿｜月｜＿｜＿｜日｜＿｜＿｜时｜＿｜＿｜分

*多条记录可增加行。

（二）综合治疗

综 合 治 疗				
是否行综合治疗	□ 否□ 是**(若是，请回答下列问题)**			
治 疗 项 目	项目名称	治疗开始时间	治疗结束时间	治疗疗效评估
□ 康复;□ 营养;□ 神经;□ 心理;□ 护理;□ 放射治疗;□ 化学治疗;□ 靶向治疗;□ 中医药治疗;□ 其他＿＿＿	＿＿＿＿	｜＿｜＿｜＿｜＿｜年｜＿｜＿｜月｜＿｜＿｜日｜＿｜＿｜时｜＿｜＿｜分	｜＿｜＿｜＿｜＿｜年｜＿｜＿｜月｜＿｜＿｜日｜＿｜＿｜时｜＿｜＿｜分	□ 好转;□ 维持;□ 恶化;□ 无法判断

*多条记录可增加行。

(三) 不良事件

不 良 事 件					
是否发生不良事件		□ 否;□ 是(若是,请回答下列问题)			
不良事件名称	具体描述	开始日期	结束日期	转 归	可能原因
_____	_____	|__|__|__|__|年|__|__|月|__|__|日	|__|__|__|__|年|__|__|月|__|__|日	□ 痊愈无后遗症;□ 痊愈有后遗症;□ 缓解;□ 未愈;□ 死亡;□ 未知	□ 手术;□ 药物;□ 其他____;□ 无法判断

＊多条记录可增加行。

［注］不良事件名称包括深静脉血栓、肺栓塞、心肌梗死、消化道出血、再发脑梗死、再发脑出血、短暂性脑缺血发作、痫性发作、脑积水、房颤、泌尿系统感染、心跳或呼吸停止、褥疮、抑郁。

(四) 死亡信息

死 亡 信 息	
患者是否死亡	□ 否;□ 是
死亡日期	|__|__|__|__|年|__|__|月|__|__|日
死亡地点	□ ICU;□ 本院病房;□ 其他_____
死亡原因	_____
是否尸检	□ 否;□ 是(若是,填写尸检结果)
尸检结果	_____

第三部分

数据字典版数据集

人 口 学 信 息

模 块 名	参 考 标 准
人口学信息	GB/T 推荐性国家标准。 中国卫生信息数据元值域代码。 中华人民共和国卫生行业标准 WS 445.10—2014 电子病历基本数据集 第 10 部分：住院病案首页。 中华人民共和国国家卫生行业标准 WS/T 364.3—2023 卫生健康信息数据元值域代码 第 3 部分：人口学及社会经济学特征。 中华人民共和国国家卫生行业标准 WS 365—2011 城乡居民健康档案基本数据集

序号	数据元名称	值域/数据格式	数据元说明	数据加工类型
1	患者唯一识别码	文本	患者唯一标识符	映射
2	姓名	文本	个体在公安管理部门正式登记注册的姓氏和名称	映射
3	出生日期	YYYY - MM - DD	个体出生当日的公元纪年日期	映射
4	性别	男；女；未说明的性别	个体的生理性别	映射
5	民族	（GB/T 3304—1991 民族代码）	个体所属的民族类别	映射
6	ABO 血型	A；B；O；AB；不详；未查	个体在 ABO 血型系统中的血型类别	映射
7	Rh 血型	阴性；阳性；不详；未查	个体在 Rh 血型系统中的血型类别	映射
8	国籍及地区	（GB/T 2659—2000 世界各国和地区名称代码）	个体所属的国籍或地区	映射

序号	数 据 元 名 称	值域/数据格式	数 据 元 说 明	数据加工类型
9	婚姻状况	未婚;已婚;丧偶;离婚;未说明的婚姻状况	个体的婚姻状况	映射
10	最高教育程度	文盲;小学;初中;高中/中专;大专/大学;研究生及以上	个体最高的受教育程度	映射
11	职业类型	GB/T 6565—2015 职业分类与代码	个体当前职业类别	映射
12	证件类型	身份证;军官证;医保卡;新农合卡;护照;其他	个体身份证件所属的类别	映射
13	证件号码	文本	个体身份证件上唯一法定标识符	映射
14	联系电话	文本	个体本人的手机号码或家庭座机号码	映射
15	出生地	文本	个体出生地点	映射
16	籍贯	文本	个体祖居或原籍所在地	映射
17	现住址	文本	个体当前的完整居住地址	映射
18	联系人姓名	文本	个体联系人在公安管理部门正式登记注册的姓氏和名称	映射
19	联系人关系	GB/T 4781—2008 家庭关系代码	联系人与个体的家庭关系或社会关系类别	映射
20	联系人电话	文本	个体联系人的联系电话号码	映射
21	联系人其他联系方式	文本	个体联系人的其他联系方式	映射

就 诊 信 息

模 块 名	参 考 标 准
就诊信息	GB/T 推荐性国家标准。 中国卫生信息数据元值域代码。 中华人民共和国卫生行业标准 WS 445.10—2014 电子病历基本数据集 第 10 部分：住院病案首页

序号	数 据 元 名 称	值域/数据格式	数 据 元 说 明	数据加工类型
1	患者编号	文本	患者唯一标识符	映射
2	就诊编号	文本	患者就诊唯一标识符	映射
3	门诊号/急诊号/住院号	文本	就诊类型为门诊，则为门诊号；就诊类型为急诊，则为急诊号；就诊类型为入院，则为住院号	映射
4	年龄（岁）	数值	患者来院就诊时的年龄（岁）	映射
5	就诊科室/入院科室	文本	就诊类型为门急诊，则为就诊科室；就诊类型为入院，则为入院科室	映射
6	接诊医生/主治医生	文本	就诊类型为门急诊，则为接诊医生；就诊类型为入院，则为主治医生	映射
7	就诊日期/入院日期	YYYY - MM - DD	就诊类型为门急诊，则为就诊日期；就诊类型为入院，则为主治医生	映射
8	入院途径（仅住院填写）	急诊；门诊；其他医疗机构转入；其他	从病案首页提取住院就诊的入院途径	映射

序号	数 据 元 名 称	值域/数据格式	数 据 元 说 明	数据加工类型
9	出院科室(仅住院填写)	文本	住院就诊的出院科室	映射
10	出院日期(仅住院填写)	YYYY-MM-DD	住院就诊的出院日期	映射
11	总住院天数(天)(仅住院填写)	数值	住院就诊的住院总天数	映射
12	离院方式(仅住院填写)	医嘱离院;医嘱转院;医嘱转社区卫生服务机构/乡镇卫生院;非医嘱离院;死亡;其他_____	从病案首页提取住院就诊的离院方式	映射

第三部分　数据字典版数据集

病 史 信 息

（一）主诉及症状

模 块 名	参 考 标 准
主诉及症状	美国卫生信息传输标准（Health Level 7，HL7）。 中华人民共和国卫生行业标准 WS 445.12—2014 电子病历基本数据集 第 12 部分：入院记录

序号	数 据 元 名 称	值域/数据格式	数 据 元 说 明	数据加工类型
1	主诉	文本	入院记录、24 小时入出院记录的主诉原始文本	映射
2	现病史	文本	入院记录、24 小时入出院记录的现病史原始文本	映射
3	有无症状/体征	无;有(主诉)/无;有(体检发现)	主诉或现病史中有无阳性症状、阳性体征	结构化＋归一
4	听力障碍	无;有	从主诉或现病史中提取患者听力障碍的描述,输出"有";提到否认听力障碍的描述,输出"无"	结构化＋归一
5	咀嚼障碍	无;有	从主诉或现病史中提取患者咀嚼障碍的描述,输出"有";提到否认咀嚼障碍的描述,输出"无"	结构化＋归一
6	吞咽障碍	无;有	从主诉或现病史中提取患者吞咽障碍的描述,输出"有";提到否认吞咽障碍的描述,输出"无"	结构化＋归一
7	疼痛	无;有	从主诉或现病史中提取患者疼痛的描述,输出"有";提到否认疼痛的描述,输出"无"	结构化＋归一

老年综合评估标准数据集（2024 版）

序号	数 据 元 名 称	值域/数据格式	数 据 元 说 明	数据加工类型
8	疼痛部位及性质	文本	从主诉或现病史中提取患者疼痛部位及疼痛性质的描述	结构化
9	乏力/疲倦	无;有	从主诉或现病史中提取患者乏力或疲倦的描述,输出"有";提到否认乏力或疲倦的描述,输出"无"	结构化＋归一
10	呼吸困难	无;有	从主诉或现病史中提取患者呼吸困难的描述,输出"有";提到否认呼吸困难的描述,输出"无"	结构化＋归一
11	咳嗽	无;有	从主诉或现病史中提取患者咳嗽的描述,输出"有";提到否认咳嗽的描述,输出"无"	结构化＋归一
12	气促	无;有	从主诉或现病史中提取患者气促的描述,输出"有";提到否认气促的描述,输出"无"	结构化＋归一
13	喘鸣	无;有	从主诉或现病史中提取患者喘鸣的描述,输出"有";提到否认喘鸣的描述,输出"无"	结构化＋归一
14	腹胀	无;有	从主诉或现病史中提取患者腹胀的描述,输出"有";提到否认腹胀的描述,输出"无"	结构化＋归一
15	卧床	否;是	从主诉或现病史中提取患者卧床的描述,输出"有";提到否认卧床的描述,输出"无"	结构化＋归一
16	轮椅代步	否;是	从主诉或现病史中提取患者轮椅代步的描述,输出"有";提到否认轮椅代步的描述,输出"无"	结构化＋归一
17	行走困难	无;有	从主诉或现病史中提取患者步态异常的描述,输出"有";提到否认步态异常的描述,输出"无"	结构化＋归一
18	步态异常	无;有	从主诉或现病史中提取患者步态异常的描述,输出"有";提到否认步态异常的描述,输出"无"	结构化＋归一

第三部分　数据字典版数据集

序号	数据元名称	值域/数据格式	数据元说明	数据加工类型
19	步态异常情况	蹒跚步态;醉酒步态;共济失调步态;慌张步态;间歇性跛行;剪刀步态;跨阈步态;其他_____	从主诉或现病史中提取患者步态异常情况的描述	结构化+归一
20	体重下降	无;有	从主诉或现病史中提取患者体重下降的描述,输出"有";提到否认体重下降的描述,输出"无"	结构化+归一
21	记忆力减退	无;有	从主诉或现病史中提取患者记忆力减退的描述,输出"有";提到否认记忆力减退的描述,输出"无"	结构化+归一
22	水肿	无;有	从主诉或现病史中提取患者水肿的描述,输出"有";提到否认水肿的描述,输出"无"	结构化+归一
23	水肿情况(水肿的部位严重程度性质等)	文本	从主诉或现病史中提取患者水肿部位、水肿严重程度、水肿性质的描述	结构化
24	饮食	正常;异常	从主诉或现病史中提取患者饮食正常的描述,输出"正常";提到饮食异常的描述,输出"异常"	结构化+归一
25	饮食异常情况	食欲下降;食欲亢进;其他	从主诉或现病史中提取患者饮食异常情况的描述	结构化+归一
26	睡眠	正常;异常	从主诉或现病史中提取患者睡眠正常的描述,输出"正常";提到睡眠异常的描述,输出"异常"	结构化+归一
27	睡眠异常情况	入睡困难;失眠;早醒;醒后难以入睡;过度嗜睡;其他	从主诉或现病史中提取患者睡眠异常情况的描述	结构化+归一
28	大便	正常;异常	从主诉或现病史中提取患者大便正常的描述,输出"正常";提到大便异常的描述,输出"异常"	结构化+归一
29	大便异常情况	便秘;腹泻;黑便;脓血便;大便失禁;其他	从主诉或现病史中提取患者大便异常情况的描述	结构化+归一

序号	数据元名称	值域/数据格式	数据元说明	数据加工类型
30	小便	正常;异常	从主诉或现病史中提取患者大便正常的描述,输出"正常";提到小便异常的描述,输出"异常"	结构化+归一
31	小便异常情况	量少;量多;尿频;尿急;尿痛;排尿困难;小便失禁;肉眼血尿;其他	从主诉或现病史中提取患者小便异常情况的描述	结构化+归一
32	其他症状/体征	无;有	主诉或现病史中有无其他阳性症状、阳性体征	结构化+归一
33	其他症状/体征情况	文本	从主诉或现病史中提取患者其他阳性症状、阳性体征的描述	结构化

（二）既往病史

模块名	参考标准
既往病史	美国卫生信息传输标准(Health Level 7，HL7)。 中华人民共和国卫生行业标准 WS 445.12—2014 电子病历基本数据集 第12部分：入院记录

序号	数据元名称	值域/数据格式	数据元说明	数据加工类型
1	既往病史	文本	入院记录中既往史的原始文本	映射
2	肺部疾病	慢性阻塞性肺疾病;支气管哮喘;支气管扩张;慢性支气管炎;肺炎;肺结核;间质性肺疾病;肺血栓栓塞症;肺动脉高压;气胸;其他	在既往史中提取患者肺部疾病的疾病名称	结构化+归一
3	肺部疾病病程	YYYY - MM - DD	在既往史中提取患者肺部疾病的病程	结构化

序号	数据元名称	值域/数据格式	数据元说明	数据加工类型
4	心脑血管疾病	冠状动脉粥样硬化性心脏病;急性心肌梗死;心力衰竭;心律失常;高血压;脑出血;脑梗死;心肌病;心脏瓣膜病;先天性心脏病;感染性心内膜炎;闭塞性周围动脉粥样硬化;静脉血栓症;其他____	在既往史中提取患者心脑血管疾病的疾病名称	结构化+归一
5	心脑血管疾病病程	YYYY-MM-DD	在既往史中提取患者心脑血管疾病的病程	结构化
6	消化系统疾病	胃食管反流;食管溃疡;胃溃疡;胃炎;幽门梗阻;十二指肠溃疡;十二指肠梗阻;消化道出血;消化不良;阑尾炎;腹股沟疝;克罗恩病;溃疡性结肠炎;腹膜炎;肝炎;肝硬化;脂肪肝;肝衰竭;门静脉高压;胆石症;胆囊炎;胰腺炎;其他____	在既往史中提取患者消化系统疾病的疾病名称	结构化+归一
7	消化系统疾病病程	YYYY-MM-DD	在既往史中提取患者消化系统疾病的病程	结构化
8	内分泌/代谢性疾病	1型糖尿病;2型糖尿病;高脂血症;高尿酸血症;痛风;甲状腺功能减退;甲状腺功能亢进;甲状旁腺功能减退;甲状腺炎;肾上腺功能减退;嗜铬细胞瘤;垂体功能减退;垂体瘤;其他____	在既往史中提取患者内分泌系统疾病或代谢性疾病的疾病名称	结构化+归一
9	内分泌/代谢性疾病病程	YYYY-MM-DD	在既往史中提取患者内分泌系统疾病或代谢性疾病的病程	结构化

序号	数据元名称	值域/数据格式	数据元说明	数据加工类型
10	恶性肿瘤	甲状腺癌;乳腺癌;肺癌;食管癌;胃癌;肝癌;胆囊癌;胰腺癌;结直肠癌;口腔癌;鼻咽癌;宫颈癌;卵巢癌;其他＿＿＿	在既往史中提取患者恶性肿瘤疾病的疾病名称	结构化＋归一
11	恶性肿瘤病程	YYYY‐MM‐DD	在既往史中提取患者恶性肿瘤疾病的病程	结构化
12	其他	急性骨髓损伤;骨折;颅脑损伤;脓毒症;其他＿＿＿＿	在既往史中提取患者其他疾病的疾病名称	结构化＋归一
13	其他疾病病程	YYYY‐MM‐DD	在既往史中提取患者其他疾病的病程	结构化

（三）既往手术外伤史

模块名	参考标准
既往手术外伤史	美国卫生信息传输标准(Health Level 7，HL7)。 中华人民共和国卫生行业标准 WS 445.12—2014 电子病历基本数据集 第12部分：入院记录

序号	数据元名称	值域/数据格式	数据元说明	数据加工类型
1	既往颅脑手术	无;有	在既往史中提取有无颅脑手术史	结构化＋归一
2	既往颅脑手术详情	文本	在既往史中提取颅脑手术的手术详情	结构化
3	既往心脏手术	无;有	在既往史中提取有无心脏手术史	结构化＋归一
4	既往心脏手术详情	文本	在既往史中提取心脏手术的手术详情	结构化
5	既往肺部手术	无;有	在既往史中提取有无肺部手术史	结构化＋归一
6	既往肺部手术详情	文本	在既往史中提取肺部手术的手术详情	结构化

序号	数 据 元 名 称	值域/数据格式	数 据 元 说 明	数据加工类型
7	既往腹部手术	无;有	在既往史中提取有无腹部手术史	结构化＋归一
8	既往腹部手术详情	文本	在既往史中提取腹部手术的手术详情	结构化
9	既往四肢关节手术	无;有	在既往史中提取有无四肢关节手术史	结构化＋归一
10	既往四肢关节手术详情	文本	在既往史中提取四肢关节手术的手术详情	结构化
11	既往其他手术	无;有	在既往史中提取有无其他手术史	结构化＋归一
12	既往其他手术详情	文本	在既往史中提取其他手术的手术详情	结构化
13	既往外伤史	无;有	在既往史中提取有无外伤史	结构化＋归一
14	既往外伤情况	文本	在既往史中提取外伤情况	结构化

（四）嗜好品信息

模 块 名	参 考 标 准
嗜好品信息	美国卫生信息传输标准(Health Level 7，HL7)。 中华人民共和国卫生行业标准 WS 445.12—2014 电子病历基本数据集 第 12 部分：入院记录

序号	数 据 元 名 称	值域/数据格式	数 据 元 说 明	数据加工类型
1	吸烟情况	从未吸烟;吸烟;已戒烟;不详	在个人史中提取是否吸烟及是否已戒烟	结构化＋归一
2	吸烟持续时长	YYYY－MM－DD	在个人史中提取吸烟持续时长	结构化
3	平均每日吸烟数量（支）	数值	在个人史中提取平均每日吸烟数量（支）	结构化
4	戒烟时长	YYYY－MM－DD	在个人史中提取戒烟时长	结构化
5	饮酒情况	从未饮酒;饮酒;已戒酒;不详	在个人史中提取是否饮酒及是否已戒酒	结构化＋归一

序号	数据元名称	值域/数据格式	数据元说明	数据加工类型
6	饮酒持续时长	YYYY - MM - DD	在个人史中提取饮酒时长	结构化
7	平均每日饮酒量(mL)	数值	在个人史中提取每日饮酒量(mL)	结构化
8	戒酒时长	YYYY - MM - DD	在个人史中提取戒酒时长	结构化

（五）家族史

模块名	参考标准
家族史	美国卫生信息传输标准(Health Level 7，HL7)。 中华人民共和国卫生行业标准 WS 445.12—2014 电子病历基本数据集 第12部分：入院记录

序号	数据元名称	值域/数据格式	数据元说明	数据加工类型
1	家族关系	父亲;母亲;祖父;祖母;儿子;女儿;兄弟;姐妹;外祖父;外祖母;其他亲属	在家族史中提取亲属患病的亲属关系	结构化＋归一
2	疾病种类	高血压;糖尿病;冠心病;肺气肿;慢性阻塞性肺疾病;心肌梗死;脑梗死;静脉血栓栓塞;精神类疾病;风湿性疾病;恶性肿瘤;具体类型;其他	在家族史中提取亲属患病的疾病名称	结构化＋归一
3	精神类疾病具体类型	文本	在家族史中提取亲属患病的精神类疾病具体类型	结构化
4	风湿性疾病具体类型	文本	在家族史中提取亲属患病的风湿性疾病具体类型	结构化
5	恶性肿瘤具体类型	文本	在家族史中提取亲属患病的恶性肿瘤疾病具体类型	结构化
6	发病年龄(岁)	数值	在家族史中提取亲属患病的疾病名称	结构化

（六）体格检查

模 块 名	参 考 标 准
体格检查	美国卫生信息传输标准（Health Level 7，HL7）。 中华人民共和国卫生行业标准 WS 445.12—2014 电子病历基本数据集 第 12 部分：入院记录

序号	数据元名称	值域/数据格式	数据元说明	数据加工类型
1	发育情况	正常;落后;超前;未查	在家族史中提取亲属患病的发病年龄（岁）	结构化＋归一
2	营养情况	过度;良好;中等;不良;未查	患者发育情况的描述	结构化＋归一
3	意识状态	清醒;嗜睡;意识模糊;昏睡;谵妄;浅昏迷;中昏迷;深昏迷;未查	患者意识状态的描述	结构化＋归一
4	体型	匀称型;瘦长型（消瘦）;矮胖型（肥胖）;未查	患者体型的描述	结构化＋归一
5	体位	自主体位;被动体位;强迫体位;未查	患者体位的描述	结构化＋归一
6	皮肤黏膜色泽	正常;异常;未查	患者皮肤黏膜色泽的描述	结构化＋归一
7	皮疹	无;有;未查	患者是否有皮疹	结构化＋归一
8	毛发分布	正常;异常;未查	患者毛发分布的描述	结构化＋归一
9	全身浅表淋巴结	正常;异常;未查	患者全身浅表淋巴结的描述	结构化＋归一
10	气管位置	居中;偏左侧;偏右侧;未查	患者气管位置的描述	结构化＋归一
11	甲状腺	正常;异常;未查	患者甲状腺的描述	结构化＋归一
12	胸廓畸形	无;有;未查	患者有无胸廓畸形	结构化＋归一
13	呼吸运动是否对称	否;是;未查	患者呼吸运动是否对称	结构化＋归一

序号	数据元名称	值域/数据格式	数据元说明	数据加工类型
14	左肺呼吸音强度	增强;减弱;无异常;未查	肺部听诊左肺呼吸音强度的描述	结构化＋归一
15	右肺呼吸音强度	增强;减弱;无异常;未查	肺部听诊右肺呼吸音强度的描述	结构化＋归一
16	左肺异常呼吸音	干性啰音;湿性啰音;干湿性啰音;喘鸣音;无异常;未查	肺部听诊左肺异常呼吸音的描述	结构化＋归一
17	右肺异常呼吸音	干性啰音;湿性啰音;干湿性啰音;喘鸣音;无异常;未查	肺部听诊右肺异常呼吸音的描述	结构化＋归一
18	心律不齐	无;有;未查	心脏听诊有无心律不齐	结构化＋归一
19	心音强度	增强;减弱;无异常;未查	心脏听诊心音强度的描述	结构化＋归一
20	心脏杂音	无;有;未查	心脏听诊有无心脏杂音	结构化＋归一
21	额外心音	无;有;未查	心脏听诊有无额外心音	结构化＋归一
22	心包摩擦音	无;有;未查	心脏听诊有无心包摩擦音	结构化＋归一
23	腹部及腹股沟外形	平坦;凹陷;膨隆;未查	患者腹部及腹股沟外形的描述	结构化＋归一
24	肝肿大	无;有;未查	患者有无肝肿大	结构化＋归一
25	脾肿大	无;有;未查	患者有无脾肿大	结构化＋归一
26	腹部及腹股沟压痛	无;有;未查	腹部及腹股沟有无压痛	结构化＋归一
27	外生殖器畸形	无;有;未查	患者有无外生殖器畸形	结构化＋归一
28	专科检查	无;有;未查	患者有无专科检查	结构化＋归一
29	专科检查情况	文本	患者专科检查情况的描述	映射

第三部分　数据字典版数据集

（七）生命体征

模 块 名	参 考 标 准
生命体征	美国卫生信息传输标准（Health Level 7，HL7）。 中华人民共和国卫生行业标准 WS 445.12—2014 电子病历基本数据集 第 12 部分：入院记录

序号	数 据 元 名 称	值域/数据格式	数 据 元 说 明	数据加工类型
1	体温（℃）	数值	从护理记录中提取体温（℃）	映射
2	体温检查时间	YYYY－MM－DD hh：mm	从护理记录中提取体温的检查时间	映射
3	心率（次/min）	数值	从护理记录中提取心率（次/min）	映射
4	心率检查时间	YYYY－MM－DD hh：mm	从护理记录中提取心率的检查时间	映射
5	呼吸（次/min）	数值	从护理记录中提取呼吸频率（次/min）	映射
6	呼吸检查时间	YYYY－MM－DD hh：mm	从护理记录中提取呼吸频率的检查时间	映射
7	血压-收缩压（mmHg）	数值	从护理记录中提取血压的收缩压	映射
8	收缩压检查时间	YYYY－MM－DD hh：mm	从护理记录中提取血压的收缩压检查时间	映射
9	血压-舒张压（mmHg）	数值	从护理记录中提取血压的舒张压	映射
10	舒张压检查时间	YYYY－MM－DD hh：mm	从护理记录中提取血压的舒张压检查时间	映射
11	身高（cm）	数值	从护理记录中提取患者住院时的身高（cm）	映射
12	身高检查时间	YYYY－MM－DD hh：mm	从护理记录中提取患者住院时身高的检查时间	映射
13	体重（kg）	数值	从护理记录中提取患者住院时的体重（kg）	映射
14	体重检查时间	YYYY－MM－DD hh：mm	从护理记录中提取患者住院时体重的检查时间	映射

实 验 室 检 查

模 块 名	参 考 标 准		
实验室检查	观测指标标识符逻辑命名与编码系统 Logical Observation Identifiers Names and Codes，LOINC(R)。 中华人民共和国卫生行业标准 WS 445.4—2014 电子病历基本数据集 第 4 部分：检查检验记录		
序号	数 据 元 名 称	值域/数据格式	数 据 元 说 明	数据加工类型
1	报告名称	文本	患者实验室检查的报告名称	映射
2	项目名称	文本	患者实验室检查的项目名称	映射
3	结果	文本	患者实验室检查的检查结果	映射
4	单位	文本	患者实验室检查的检查结果单位	映射
5	异常标识符	文本	患者实验室检查的项目异常标识符	映射
6	参考值范围	文本	患者实验室检查的项目参考值范围	映射
7	样本来源	静脉血；动脉血；尿液；粪便；其他	患者实验室检查的样本来源	映射
8	送检时间	YYYY - MM - DD hh：mm	患者实验室检查的样本送检时间	映射
9	报告时间	YYYY - MM - DD hh：mm	患者实验室检查的报告时间	映射

辅 助 检 查

模 块 名	参 考 标 准			
辅助检查	观测指标标识符逻辑命名与编码系统 Logical Observation Identifiers Names and Codes，LOINC(R)。中华人民共和国卫生行业标准 WS 445.4—2014 电子病历检查检验记录			
序号	数据元名称	值域/数据格式	数据元说明	数据加工类型
1	检查类型	心电图；超声；X 光；CT；MRI；骨密度；超声心动图；24 h 动态血压；其他	患者辅助检查的检查类型	映射
2	检查名称	文本	患者辅助检查的检查报告名称	映射
3	检查部位	文本	患者辅助检查的检查部位	映射
4	检查描述	文本	患者辅助检查的检查描述	映射
5	检查结论	文本	患者辅助检查的检查结论	映射
6	检查时间	YYYY－MM－DD hh：mm	患者辅助检查的检查时间	映射

老年综合评估标准数据集（2024 版）

六

诊 断 信 息

模 块 名	参 考 标 准
诊断信息	ICD10 国际疾病分类第十次修订本。 CDISC 临床数据交换标准协会。 中华人民共和国卫生行业标准 WS 445.10—2014 电子病历基本数据集 第 10 部分：住院病案首页

序号	数 据 元 名 称	值域/数据格式	数 据 元 说 明	数据加工类型
1	诊断类型	出院诊断;入院诊断;门诊诊断	每一条诊断的类型	映射
2	诊断名称	文本	入院记录、出院记录、门诊诊断的全部诊断的原始名称	映射
3	是否主要诊断	是;否;不详	诊断是否为主要诊断	映射
4	ICD 编码	文本	全部诊断原始名称对应的 ICD 归一标准化名称编码	映射
5	诊断日期	YYYY‐MM‐DD	每一条诊断对应的日期	映射

老年综合评估

（一）老年病学筛选评估

◉ 简易老年病学筛选评估表

模 块 名	参 考 标 准
简易老年病学筛选评估表	美国卫生信息传输标准（Health Level 7，HL7）。 中华人民共和国卫生行业标准 WS 445.12—2014 电子病历基本数据集 第 12 部分：入院记录

序号	数 据 元 名 称		值域/数据格式	数 据 元 说 明	数据加工类型
1	视力	从事日常活动时,会因视力不佳受影响	是(若是,眼科专科就诊);否	从病程记录等病历文本提取简易老年病学筛选评估表中患者从事日常活动时,会因视力不佳受影响的评估结果	映射\结构化
2		视力量表检查结果＜20/40	是(若是,眼科专科就诊);否	从病程记录等文本提取简易老年病学筛选评估表中患者视力量表检查结果＜20/40 的评估结果	映射\结构化
3	听力	在患者侧方距耳 15～30 cm 处轻声说话能否听到	听得到;听不到(若听不到,填写是否耳垢积塞)	从病程记录等文本提取简易老年病学筛选评估表中在患者侧方距耳 15～30 cm 处轻声说话能否听到的评估结果	映射\结构化
4		耳垢积塞	是(若是,清理后再测试,仍听不到,填写听力检测结果);否(若否,填写听力检测结果)	从病程记录等文本提取简易老年病学筛选评估表中患者耳垢积塞的评估结果	映射\结构化

序号		数 据 元 名 称	值域/数据格式	数 据 元 说 明	数据加工类型
5	听力	听力测量仪设定在40 dB,测定 1 000 及 2 000 Hz 时的听力	双耳都能听到;左耳听不到(若选此项,五官科专科就诊);右耳听不到(若选此项,五官科专科就诊);双耳均听不到(若选此项,五官科专科就诊)	从病程记录等文本提取简易老年病学筛选评估表中患者听力测量仪设定在 40 dB,测定 1 000 及 2 000 Hz 时的听力的评估结果	映射\结构化
6	上肢功能	双手举起放于头部后方	可以完成;无法完成(若无法完成,建议关节检查,必要时考虑康复)	从病程记录等文本提取简易老年病学筛选评估表中患者双手举起放于头部后方的评估结果	映射\结构化
7		拿起笔	可以完成;无法完成(若无法完成,建议关节检查,必要时考虑康复)	从病程记录等文本提取简易老年病学筛选评估表中患者拿起笔的评估结果	映射\结构化
8	下肢功能	从椅子起身,尽快往前走 3 m,再转身走回椅子,然后坐下,并计时	动作过程中出现问题,无法于15 秒内完成;跌倒;可以正常完成	从病程记录等文本提取简易老年病学筛选评估表中患者从椅子起身,尽快往前走 3 m,再转身走回椅子,然后坐下,并计时的评估结果	映射\结构化
9	尿失禁	过去 1 年中是否有不自主漏尿而弄湿裤子的情形	是;否	从病程记录等文本提取简易老年病学筛选评估表中患者过去 1 年中是否有不自主漏尿而弄湿裤子的情形的评估结果	映射\结构化
10		不自主漏尿的总天数是否超过 6 天以上	是;否	从病程记录等文本提取简易老年病学筛选评估表中患者不自主漏尿的总天数是否超过 6 天以上的评估结果	映射\结构化
11	营养状态	过去半年间,体重是否减轻>5%	是;否	从病程记录等文本提取简易老年病学筛选评估表中患者过去半年间,体重是否减轻>5%的评估结果	映射\结构化

序号	数据元名称	值域/数据格式	数据元说明	数据加工类型
12	营养状态	BMI<18.5 kg/m²	是;否	从病程记录等文本提取简易老年病学筛选评估表中患者 BMI<18.5 kg/m² 的评估结果	映射\结构化
13	记忆	请患者记住 3 个名词 1 分钟后再询问	可以说出 3 个名词;无法说出 3 个名词	从病程记录等文本提取简易老年病学筛选评估表中请患者记住 3 个名词 1 min 后再询问的评估结果	映射\结构化
14	抑郁	是否常觉得难过或忧郁	是;否	从病程记录等文本提取简易老年病学筛选评估表中患者是否常觉得难过或忧郁的评估结果	映射\结构化
15	活动功能	费力活动(快走、脚踏车),粗重的家务(擦窗户或地板),购物,洗澡或穿衣是否有困难	是;否	从病程记录等文本提取简易老年病学筛选评估表中患者费力活动(快走、脚踏车),粗重的家务(擦窗户或地板),购物,洗澡或穿衣是否有困难的评估结果	映射\结构化

(二)躯体功能状态评估

◉ 基本日常生活活动能力评定量表(BADL)

模块名	参考标准
基本日常生活活动能力评定量表(BADL)	美国卫生信息传输标准(Health Level 7,HL7)。 中华人民共和国卫生行业标准 WS 445.12—2014 电子病历基本数据集 第 12 部分:入院记录

序号	数据元名称	值域/数据格式	数据元说明	数据加工类型
1	评估日期	YYYY-MM-DD	从病程记录等文本提取的评估日期	映射\结构化
2	控制大便	昏迷或失禁(0 分);偶尔失禁(每周<1 次,5 分);能控制(10 分)	从病程记录等文本提取基本日常生活活动能力评定量表中患者控制大便的评估结果	映射\结构化

序号	数据元名称	值域/数据格式	数据元说明	数据加工类型
3	控制小便	失禁或昏迷或需他人导尿（0分）；偶尔失禁（每24 h＜1次或每周＞1次，5分）；能控制（10分）	从病程记录等文本提取基本日常生活活动能力评定量表中患者控制小便的评估结果	映射\结构化
4	梳洗修饰	依赖（0分）；自理（能独立完成洗脸、梳头、刷牙、剃须，5分）	从病程记录等文本提取基本日常生活活动能力评定量表中患者梳洗修饰的评估结果	映射\结构化
5	如厕	依赖（0分）；需部分帮助（5分）；自理（10分）	从病程记录等文本提取基本日常生活活动能力评定量表中患者如厕的评估结果	映射\结构化
6	进食	较大和完全依赖（0分）；需部分帮助（夹菜、盛饭，5分）；全面自理（10分）	从病程记录等文本提取基本日常生活活动能力评定量表中患者进食的评估结果	映射\结构化
7	床椅转移	完全依赖别人（0分）；需大量帮助（2人），能坐（5分）；需小量帮助（1人），或监护（10分）；完全自理（15分）	从病程记录等文本提取基本日常生活活动能力评定量表中患者床椅转移的评估结果	映射\结构化
8	行走	不能走（0分）；在轮椅上独立行动（5分）；需1人帮助（体力活语言督导，10分）；独自步行（可用辅助器具，15分）	从病程记录等文本提取基本日常生活活动能力评定量表中患者行走的评估结果	映射\结构化
9	穿衣	依赖（0分）；需一半帮助（5分）；自理（系开纽扣、开关拉链和穿鞋，10分）	从病程记录等文本提取基本日常生活活动能力评定量表中患者穿衣的评估结果	映射\结构化
10	洗澡	依赖（0分）；自理（5分）	从病程记录等文本提取基本日常生活活动能力评定量表中患者洗澡的评估结果	映射\结构化

序号	数据元名称	值域/数据格式	数据元说明	数据加工类型
11	上下楼梯	不能(0 分);需帮助(5 分);自理(10 分)	从病程记录等文本提取基本日常生活活动能力评定量表中患者上下楼梯的评估结果	映射\结构化
12	BADL 评估结果(分)	数值	从病程记录等文本提取基本日常生活活动能力评定量表的结果	映射\结构化
13	评估人	文本	从病程记录等文本提取基本日常生活活动能力评定量表的评估人名称	映射\结构化
14	自理能力等级分类	重度依赖(0～40 分);中度依赖(41～60 分);轻度依赖(61～99 分);无须依赖(100 分)	从病程记录等文本提取基本日常生活活动能力评定量表的自理能力等级分类	映射\结构化

● 工具性日常生活活动能力(IADL)

模块名	参考标准
工具性日常生活活动能力(IADL)	美国卫生信息传输标准(Health Level 7,HL7)。 中华人民共和国卫生行业标准 WS 445.12—2014 电子病历基本数据集 第12部分：入院记录

序号	数据元名称	值域/数据格式	数据元说明	数据加工类型
1	评估日期	YYYY-MM-DD	从病程记录等文本提取工具性日常生活活动能力表的评估日期	映射\结构化
2	使用电话的能力	自发自动使用电话-查电话号码、拨号等(1 分);只会拨几个熟知的电话(1 分);会接电话,但不会拨号(1 分);完全不会使用电话(0 分)	从病程记录等文本提取工具性日常生活活动能力表中患者使用电话的能力的评估结果	映射\结构化

序号	数据元名称	值域/数据格式	数据元说明	数据加工类型
3	上街购物	独立处理所有的购物需求(1分);可以独立执行小额购物(0分);每一次上街购物都需要有人陪伴(0分);完全不会上街购物(0分)	从病程记录等文本提取工具性日常生活活动能力表中患者上街购物的评估结果	映射\结构化
4	做饭	独立计划、烹煮和摆设一顿适当的饭菜(1分);如果准备好一切作料,会做一顿适当的饭菜(1分);会将已做好的饭菜加热和摆设,或会做饭,但做得不够充分(0分);需要别人把饭菜煮好、摆好(0分)	从病程记录等文本提取工具性日常生活活动能力表中患者做饭的评估结果	映射\结构化
5	做家务	能单独处理家务或偶尔需要协助,例如:帮忙比较重的家务(1分);能做较轻的家务,例如:洗碗、铺床、叠被(1分);所有的家务都需要别人协助(1分);完全不会做家务(0分)	从病程记录等文本提取工具性日常生活活动能力表中患者做家务的评估结果	映射\结构化
6	洗衣	会洗所有的个人衣物(1分);会洗小件衣物,例如:清洗袜子、裤袜等(0分);所有的衣物都要由别人代洗(0分)	从病程记录等文本提取工具性日常生活活动能力表中患者洗衣的评估结果	映射\结构化
7	使用交通工具	能自己搭乘公共交通或自己开车(1分);能自己搭出租车,但不会搭公共交通工具(1分);当有人协助或陪伴时,可以搭公共交通工具(1分);只能在别人协助下搭出租车或私用车(0分);完全不能出门(0分)	从病程记录等文本提取工具性日常生活活动能力表中患者使用交通工具的评估结果	映射\结构化

第三部分 数据字典版数据集

序号	数据元名称	值域/数据格式	数据元说明	数据加工类型
8	自己负责用药	能自己负责在正确的时间,服用正确的药物(1分);如果事先将药物的分量备妥,可以自行服用(0分);不能自己负责服药(0分)	从病程记录等文本提取工具性日常生活活动能力表中患者自己负责用药的评估结果	映射\结构化
9	财务管理	独立处理财务(自己做预算、写支票、付租金、付账单、上银行,自己汇集收入并清楚支用状况,1分);可以处理日常的购买,但需要别人协助与银行的往来,或大宗的购买等(1分);不能处理钱财(0分)	从病程记录等文本提取工具性日常生活活动能力表中患者财务管理的评估结果	映射\结构化
10	IADL评估结果(分)	数值	从病程记录等文本提取工具性日常生活活动能力表的评估结果	映射\结构化
11	IADL评估结果分类	正常(8分);轻度依赖(6~7分);中度依赖(3~5分);严重依赖(≤2分)	从病程记录等文本提取工具性日常生活活动能力表的评估结果分类	映射\结构化
12	评估人	文本	从病程记录等文本提取工具性日常生活活动能力表的评估人名称	映射\结构化

◉ 计时起立-行走测试法

模块名	参考标准
计时起立-行走测试法	美国卫生信息传输标准(Health Level 7,HL7)。 中华人民共和国卫生行业标准 WS 445.12—2014 电子病历基本数据集 第12部分:入院记录

序号	数 据 元 名 称	值域/数据格式	数 据 元 说 明	数据加工类型
1	评估日期	YYYY－MM－DD	从病程记录等文本提取计时起立-行走测试法的评估日期	映射\结构化
2	完成时间(s)	数值	从病程记录等文本提取计时起立-行走测试法中患者完成时间的评估结果	映射\结构化
3	完成时间评分	阴性;阳性(请评估简易体能状况量表)	从病程记录等文本提取计时起立-行走测试法中患者的评估结果	映射\结构化
4	步态及危险性评分	阴性;阳性(请评估简易体能状况量表)	从病程记录等文本提取计时起立-行走测试法中患者的评估结果	映射\结构化
5	助行具	阴性;阳性(请评估简易体能状况量表)	从病程记录等文本提取计时起立-行走测试法中患者的评估结果	映射\结构化
6	评估有无异常	有(请评估简易体能状况量表);无	从病程记录等文本提取计时起立-行走测试法中患者评估有无异常的评估结果	映射\结构化
7	评估人	文本	从病程记录等文本提取计时起立-行走测试法的评估人名称	映射\结构化

◉ 简易体能状况量表(SPPB)

模 块 名	参 考 标 准
简易体能状况量表(SPPB)	美国卫生信息传输标准(Health Level 7, HL7)。 中华人民共和国卫生行业标准 WS 445.12—2014 电子病历基本数据集 第 12 部分:入院记录

序号	数 据 元 名 称	值域/数据格式	数 据 元 说 明	数据加工类型
1	评估日期	YYYY－MM－DD	从病程记录等文本提取简易体能状况量表的评估日期	映射\结构化

序号	数据元名称		值域/数据格式	数据元说明	数据加工类型
2	平衡测试：在 3 个原地站立的位置各站立 10 s。用 3 个位置的得分总和作为此项测试得分	A. 并排站立	1 分：保持 10 s；0 分：未保持 10 s；0 分：不尝试（如果不尝试，结束平衡测试）	从病程记录等文本提取简易体能状况量表中患者并排站立的评估结果	映射\结构化
3		B. 半足距站立	1 分：保持 10 s；0 分：未保持 10 s；0 分：不尝试（如果不尝试，结束平衡测试）	从病程记录等文本提取简易体能状况量表中患者半足距站立的评估结果	映射\结构化
4		C. 全足距站立	2 分：保持 10 s；1 分：保持 3～9.99 s；0 分：保持<3 s；0 分：不尝试	从病程记录等文本提取简易体能状况量表中患者全足距站立的评估结果	映射\结构化
5	步行速度测试	步行 4 米的时间	4 分：<4.82 s；3 分：4.82～6.20 s；2 分：6.21～8.70 s；1 分：>8.70 s；0 分：不能完成	从病程记录等文本提取简易体能状况量表中患者步行 4 米的时间的评估结果	映射\结构化
6	椅子起立测试（椅子高 46 cm，无扶手）	5 次椅子起立动作的时间（双手交叉胸前，尽可能快地起立坐下）	4 分：<11.19 s；3 分：11.2～13.69 s；2 分：13.7～16.69 s；1 分：16.7～59.9 s；0 分：>60 s 或不能完成	从病程记录等文本提取简易体能状况量表中患者 5 次椅子起立动作的时间的评估结果	映射\结构化
7		最终 SPPB 得分（以上三个测试得分的总和）	0～6 分：较差；7～9 分：中等；10～12 分：良好	从病程记录等文本提取简易体能状况量表的评估结果	映射\结构化
8	评估人		文本	从病程记录等文本提取简易体能状况量表的评估人名称	映射\结构化

◎ Tinetti 评估量表

模 块 名	参 考 标 准
Tinetti 评估量表	美国卫生信息传输标准(Health Level 7,HL7)。 中华人民共和国卫生行业标准 WS 445.12—2014 电子病历基本数据集 第 12 部分:入院记录

序号	数 据 元 名 称		值域/数据格式	数 据 元 说 明	数据加工类型
1	评估日期		YYYY - MM - DD	从病程记录等文本提取 Tinetti 评估量表的评估日期	映射\结构化
2	平衡评估	坐位平衡	斜靠在椅子里或易滑落(0 分);稳定,安全(1 分)	从病程记录等文本提取 Tinetti 评估量表中患者坐位平衡的评估结果	映射\结构化
3		起立过程	无他人帮助不能站起(0 分);需要用上肢帮助,才能站起(1 分);不需要上肢参与,即能站起(2 分)	从病程记录等文本提取 Tinetti 评估量表中患者起立过程的评估结果	映射\结构化
4		起立始动过程	无他人帮助不能完成(0 分);需要＞1 次的尝试,才能完成(1 分);1 次的尝试,即能完成(2 分)	从病程记录等文本提取 Tinetti 评估量表中患者起立始动过程的评估结果	映射\结构化
5		即刻站立平衡	不稳定(摇晃,脚移动,躯干摆动,0 分);稳定,但需要应用助步器或其他支持(1 分);稳定,不需要任何支持(2 分)	从病程记录等文本提取 Tinetti 评估量表中患者即刻站立平衡的评估结果	映射\结构化
6		站立平衡	不稳定(0 分);稳定,但步基宽和需要支持(1 分);步基窄且不需要支持(2 分)	从病程记录等文本提取 Tinetti 评估量表中患者站立平衡的评估结果	映射\结构化

序号	数　据　元　名　称		值域/数据格式	数　据　元　说　明	数据加工类型
7	平衡评估	轻推试验	开始跌倒(0 分);摇晃,需要抓扶东西(1 分);稳定(2 分)	从病程记录等文本提取 Tinetti 评估量表中患者轻推试验的评估结果	映射\结构化
8		闭目	不稳定(0 分);稳定(1 分)	从病程记录等文本提取 Tinetti 评估量表中患者闭目的评估结果	映射\结构化
9		转身 360 度-步伐	不连续(0 分);连续(1 分)	从病程记录等文本提取 Tinetti 评估量表中患者转身 360 度-步伐的评估结果	映射\结构化
10		转身 360 度-稳定性	不稳定(需要抓握东西,摇晃,0 分);稳定(1 分)	从病程记录等文本提取 Tinetti 评估量表中患者转身 360 度-稳定性的评估结果	映射\结构化
11		坐下过程	不安全(距离判断异常,跌进椅子,0 分);用上肢协助,或动作不流畅(1 分);安全,动作流畅(2 分)	从病程记录等文本提取 Tinetti 评估量表中患者坐下过程的评估结果	映射\结构化
12	平衡评估结果(分)		数值	从病程记录等文本提取 Tinetti 评估量表中患者平衡评估的评估结果	映射\结构化
13	步态评估	是否使用辅具	是;否	从病程记录等文本提取 Tinetti 评估量表中患者是否使用辅具的评估结果	映射\结构化
14		使用辅助工具走 3 m 的时间(s)	数值	从病程记录等文本提取 Tinetti 评估量表中患者使用辅助工具走 3 m 的时间(s)	映射\结构化
15		起步	有迟疑,或须尝试多次方能启动(0 分);正常启动(1 分)	从病程记录等文本提取 Tinetti 评估量表中患者起步的评估结果	映射\结构化
16		抬脚高度-左脚跨步	脚拖地,或抬高大于 3～5 cm(0 分);脚完全离地,但不超过3～5 cm(1 分)	从病程记录等文本提取 Tinetti 评估量表中患者抬脚高度-左脚跨步的评估结果	映射\结构化

序号	数据元名称		值域/数据格式	数据元说明	数据加工类型
17	步态评估	抬脚高度(右脚跨步)	脚拖地,或抬高大于 3~5 cm(0分);脚完全离地,但不超过 3~5 cm(1分)	从病程记录等文本提取 Tinetti 评估量表中患者抬脚高度-右脚跨步的评估结果	映射\结构化
18		步长(左脚跨步)	跨步的脚未超过站立的对侧脚(0分);有超过站立的对侧脚(1分)	从病程记录等文本提取 Tinetti 评估量表中患者步长-左脚跨步的评估结果	映射\结构化
19		步长(右脚跨步)	跨步的脚未超过站立的对侧脚(0分);有超过站立的对侧脚(1分)	从病程记录等文本提取 Tinetti 评估量表中患者步长-右脚跨步的评估结果	映射\结构化
20		步态对称性	两脚步长不等(0分);两脚步长相等(1分)	从病程记录等文本提取 Tinetti 评估量表中患者步态对称性的评估结果	映射\结构化
21		步伐连续性	步伐与步伐之间不连续或中段(0分);步伐连续(1分)	从病程记录等文本提取 Tinetti 评估量表中患者步伐连续性的评估结果	映射\结构化
22		走路路径(行走约 3 m长)	明显偏移到某一边(0分);轻微/中度 偏移 或使用步行辅具(1分);走直线,且不需辅具(2分)	从病程记录等文本提取 Tinetti 评估量表中患者走路路径的评估结果	映射\结构化
23		躯干稳定	身体有明显摇晃或需要使用步行辅具(0分);身体不晃,但需屈膝或弓背,或张开双臂以维持平衡(1分);身体不晃,无屈膝,不需张开双臂或使用辅具(2分)	从病程记录等文本提取 Tinetti 评估量表中患者躯干稳定的评估结果	映射\结构化
24		步宽(脚跟距离)	脚跟分开(步宽大,0分);走路时两脚跟几乎靠在一起(1分)	从病程记录等文本提取 Tinetti 评估量表中患者步宽的评估结果	映射\结构化
25	步态评估结果(分)		数值	从病程记录等文本提取 Tinetti 评估量表中患者步态评估的评估分值	映射\结构化

序号	数据元名称	值域/数据格式	数据元说明	数据加工类型
26	平衡及步态评估总分(分)	数值	从病程记录等文本提取 Tinetti 评估量表中患者平衡及步态评估总分值	映射\结构化
27	平衡及步态评估结果总分分类	跌倒风险高(≤18 分);跌倒风险中(19～23 分);跌倒风险低(≥24 分)	从病程记录等文本提取 Tinetti 评估量表中患者平衡及步态评估结果总分分类	映射\结构化
28	评估人	文本	从病程记录等文本提取 Tinetti 评估量表的评估人名称	映射\结构化

● 平衡功能测定 Berg 量表

模块名	参考标准			
平衡功能测定 Berg 量表	美国卫生信息传输标准(Health Level 7, HL7)。中华人民共和国卫生行业标准 WS 445.12—2014 电子病历基本数据集 第 12 部分:入院记录			

序号	数据元名称	值域/数据格式	数据元说明	数据加工类型
1	评估日期	YYYY-MM-DD	从病程记录等文本提取平衡功能测定 Berg 量表的评估日期	映射\结构化
2	由坐到站	不用手帮助即能够站起且能够保持稳定(4 分);用手帮助能够自己站起来(3 分);用手帮助经过几次努力后能够站起来(2 分);需要较小的帮助能够站起来或保持稳定(1 分);需要中度或较大的帮助才能够站起来(0 分)	从病程记录等文本提取平衡功能测定 Berg 量表中患者由坐到站的评估结果	映射\结构化

序号	数据元名称	值域/数据格式	数据元说明	数据加工类型
3	独立站立	能够安全站立 2 min(4 分);能够在监护下站立 2 min(3 分);能够独立站立 30 s(2 分);经过几次努力能够独立站立 30 s(1 分);没有帮助不能站立 30 s(0 分)	从病程记录等文本提取平衡功能测定 Berg 量表中患者独立站立的评估结果	映射\结构化
4	独立坐	能够安全地坐 2 min(4 分);能够在监护下坐 2 min(3 分);能够坐 30 s(2 分);能够坐 10 s(1 分);没有支撑则不能坐 10 s(0 分)	从病程记录等文本提取平衡功能测定 Berg 量表中患者独立坐的评估结果	映射\结构化
5	由站到坐	用手稍微帮助即能够安全地坐下(4 分);需要用手帮助来控制身体重心下移(3 分);需要用双腿后侧抵住椅子来控制身体重心下移(2 分);能够独立坐在椅子上但不能控制身体重心下移(1 分);需要帮助才能坐下(0 分)	从病程记录等文本提取平衡功能测定 Berg 量表中患者由站到坐的评估结果	映射\结构化
6	床-椅转移	用手稍微帮助即能够安全转移(4 分);必须用手帮助才能够安全转移(3 分);需要监护或言语提示才能完成转移(2 分);需要一个人帮助才能完成转移(1 分);需要两个人帮助或监护才能完成转移(0 分)	从病程记录等文本提取平衡功能测定 Berg 量表中患者床-椅转移的评估结果	映射\结构化
7	闭眼站立	能够安全站立 10 s(4 分);能够在监护下站立 10 s(3 分);能够站立 3 s(2 分);闭眼时不能站立 3 s 但睁眼站立时能保持稳定(1 分);需要帮助以避免跌倒(0 分)	从病程记录等文本提取平衡功能测定 Berg 量表中患者闭眼站立的评估结果	映射\结构化

第三部分　数据字典版数据集

序号	数据元名称	值域/数据格式	数据元说明	数据加工类型
8	双足并拢站立	能够独立的将双脚并拢并独立站立 1 min(4分);能够独立的将双脚并拢并在监护下站立 1 min(3分);能够独立的将双脚并拢但不能站立 30 s(2分);需要帮助才能将双脚并拢但双脚并拢后能够站立 15 s(1分);需要帮助才能将双脚并拢且双脚并拢后不能站立 15 s(0分)	从病程记录等文本提取平衡功能测定 Berg 量表中患者双足并拢站立的评估结果	映射\结构化
9	站立位上肢前伸	能够前伸大于 25 cm 的距离(4分);能够前伸大于 12 cm 的距离(3分);能够前伸大于 5 cm 的距离(2分);能够前伸但需要监护(1分);当试图前伸时失去平衡或需要外界支撑(0分)	从病程记录等文本提取平衡功能测定 Berg 量表中患者站立位上肢前伸的评估结果	映射\结构化
10	站立位从地上拾物	能够安全而轻易地捡起拖鞋(4分);能够在监护下捡起拖鞋(3分);不能捡起但能够到达距离拖鞋 2~5 cm 的位置并且独立保持平衡(2分);不能捡起并且当试图努力时需要监护(1分);不能尝试此项活动或需要帮助以避免失去平衡或跌倒(0分)	从病程记录等文本提取平衡功能测定 Berg 量表中患者站立位从地上拾物的评估结果	映射\结构化
11	转身向后看	能够从两侧向后看且重心转移良好(4分);只能从一侧向后看,另一侧重心转移较差(3分);只能向侧方转身但能够保持平衡(2分);转身时需要监护(1分);需要帮助及避免失去平衡或跌倒(0分)	从病程记录等文本提取平衡功能测定 Berg 量表中患者转身向后看的评估结果	映射\结构化

序号	数据元名称	值域/数据格式	数据元说明	数据加工类型
12	转身一周	两个方向能只用 4 s 或更短的时间安全地转一圈(4 分);只能在一个方向用 4 s 或更短的时间安全地转一圈(3 分);能够安全地转一圈,但用时超过 4 s(2 分);转身时需要密切监护或言语提示(1 分);转身时需要帮助(0 分)	从病程记录等文本提取平衡功能测定 Berg 量表中患者转身一周的评估结果	映射\结构化
13	双足交替踏台阶	20 s 内完成 8 个动作(4 分);完成 8 个动作的时间超过 20 s(3 分);能够完成 4 个动作(2 分);完成 2 个或 2 个以上的动作(1 分);跌倒或不能尝试此项活动(0 分)	从病程记录等文本提取平衡功能测定 Berg 量表中患者双足交替踏台阶的评估结果	映射\结构化
14	双足前后站立	能够独立的将一只脚放在另一只脚的正前方且保持 30 s(4 分);能够独立的将一只脚放在另一只脚的前方且保持 30 s(3 分);能够独立的将一只脚向前迈一小步且能够保持 30 s(2 分);需要帮助才能向前迈步但能保持 15 s(1 分);当迈步或站立时失去平衡(0 分)	从病程记录等文本提取平衡功能测定 Berg 量表中患者双足前后站立的评估结果	映射\结构化
15	单腿站立	能够独立抬起一条腿且保持 10 s 以上(4 分);能够独立抬起一条腿且保持 5~10 s(3 分);能够独立抬起一条腿且保持 3~5 s(2 分);经过努力能够抬起一条腿,保持时间不足 3 s 但能够保持站立平衡(1 分);不能够尝试此项活动或需要帮助以避免跌倒(0 分)	从病程记录等文本提取平衡功能测定 Berg 量表中患者单腿站立的评估结果	映射\结构化

第三部分　数据字典版数据集

序号	数 据 元 名 称	值域/数据格式	数 据 元 说 明	数据加工类型
16	平衡功能测定结果(分)	数值	从病程记录等文本提取平衡功能测定 Berg 量表中患者平衡功能测定总分值	映射\结构化
17	评估人	文本	从病程记录等文本提取平衡功能测定 Berg 量表的评估人名称	映射\结构化

[注] 低于 40 分表明有摔倒的危险性。评定说明:能够独立站立的患者才进行 9～15 项评定。一共 14 项,每项评分 0～4 分,满分 56 分,测评结果介于两项评分之间时,取低分。

◉ Morse 跌倒评估量表

模 块 名	参 考 标 准
Morse 跌倒评估量表	美国卫生信息传输标准(Health Level 7,HL7)。 中华人民共和国卫生行业标准 WS 445.12—2014 电子病历基本数据集 第 12 部分:入院记录

序号	数 据 元 名 称	值域/数据格式	数 据 元 说 明	数据加工类型
1	评估日期	YYYY-MM-DD	从病程记录等文本提取 Morse 跌倒评估量表的评估日期	映射\结构化
2	患者曾跌倒(3 月内)/视觉障碍	无(0 分);有(25 分)	从病程记录等文本提取 MORSE 跌倒评估量表中患者曾跌倒(3 月内)/视觉障碍的评估结果	映射\结构化
3	超过一个医学诊断	无(0 分);有(15 分)	从病程记录等文本提取 MORSE 跌倒评估量表中患者超过一个医学诊断的评估结果	映射\结构化
4	行走辅助	完全卧床、由护士照顾活动或不需要使用(0 分);使用拐杖、手杖、助行器(15 分);扶靠家具行走(30 分)	从病程记录等文本提取 MORSE 跌倒评估量表中患者行走辅助的评估结果	映射\结构化

序号	数 据 元 名 称	值域/数据格式	数 据 元 说 明	数据加工类型
5	静脉输液/置管/使用药物治疗	无(0分);有(20分)	从病程记录等文本提取 MORSE 跌倒评估量表中患者静脉输液/置管/使用药物治疗的评估结果	映射\结构化
6	步态	正常、卧床休息或轮椅代步(0分);乏力/≥65岁/体位性低血压(10分);残疾或功能障碍(20分)	从病程记录等文本提取 MORSE 跌倒评估量表中患者步态的评估结果	映射\结构化
7	认知状态	了解自己能力(0分);忘记自己限制/意识障碍/骚动不安/沟通障碍/睡眠障碍(15分)	从病程记录等文本提取 MORSE 跌倒评估量表中患者的评估结果	映射\结构化
8	跌倒评估结果(分)	数值	从病程记录等文本提取 MORSE 跌倒评估量表中患者的评估结果	映射\结构化
9	跌倒风险分级	高风险(>45分);中度风险(25~45分);低风险(<25分)	从病程记录等文本提取 MORSE 跌倒评估量表中跌倒风险分级	映射\结构化
10	评估人	文本	从病程记录等文本提取 MORSE 跌倒评估量表的评估人名称	映射\结构化

[注] (1) 评估时机:65岁以上患者、临床上有跌倒危险的患者入院时评估;≥45分每周至少评估1~2次;患者病情发生变化或者口服了会导致跌倒的药物时需评估;患者转到其他科室时需评估;跌倒后需评估。

(2) 使用药物治疗:指用麻醉药、抗组胺药、抗高血压药、镇静催眠药、抗癫痫痉挛药、轻泻药、利尿药、降糖药、抗抑郁抗焦虑抗精神病药。

(三) 吞咽评估

◉ 标准吞咽功能评估(SSA)

模 块 名	参 考 标 准
标准吞咽功能评估(SSA)	美国卫生信息传输标准(Health Level 7,HL7)。 中华人民共和国卫生行业标准 WS 445.12—2014 电子病历基本数据集 第12部分:入院记录

序号	数据元名称		值域/数据格式	数据元说明	数据加工类型	备注
1	评估日期		YYYY-MM-DD	从病程记录等文本提取标准吞咽功能评估的评估日期	映射\结构化	
2	评估人		文本	从病程记录等文本提取标准吞咽功能评估的评估人名称	映射\结构化	
3	初步评价	意识水平	清醒(1分);嗜睡,可唤醒并做出言语应答(2分);呼唤有反应,但无睁眼和言语(3分);对疼痛有反应(4分)	从病程记录等文本提取标准吞咽功能评估中患者意识水平的评估结果	映射\结构化	(分值>8)为误吸风险高危患者,建议管饲;出现1项异常(分值>8),即认为患者未通过吞咽功能评估;(分值=8)进行第二步
4		头和躯干控制	正常坐稳(1分);能维持坐位平衡但不能持久(2分);不能维持坐位平衡,但能部分控制头部平衡(3分);不能控制头部平衡(4分)	从病程记录等文本提取标准吞咽功能评估中患者头和躯干控制的评估结果	映射\结构化	
5		呼吸模式	正常(1分);异常(2分)	从病程记录等文本提取标准吞咽功能评估中患者呼吸模式的评估结果	映射\结构化	
6		唇的闭合	正常(1分);异常(2分)	从病程记录等文本提取标准吞咽功能评估中患者唇的闭合的评估结果	映射\结构化	
7		软腭运动	对称(1分);不对称(2分);减弱或消失(3分)	从病程记录等文本提取标准吞咽功能评估中患者软腭运动的评估结果	映射\结构化	
8		喉功能(发[a][i]音)	正常(1分);减弱(2分);缺乏(3分)	从病程记录等文本提取标准吞咽功能评估中患者喉功能的评估结果	映射\结构化	
9		咽反射	正常(1分);减弱(2分);缺乏(3分)	从病程记录等文本提取标准吞咽功能评估中患者咽反射的评估结果	映射\结构化	

序号	数据元名称		值域/数据格式	数据元说明	数据加工类型	备注
10	初步评价	自主咳嗽	正常(1分);减弱(2分);缺乏(3分)	从病程记录等文本提取标准吞咽功能评估中患者自主咳嗽的评估结果	映射\结构化	
11		初步评价合计分值(分)	数值	从病程记录等文本提取标准吞咽功能评估中患者初步评价合计分值	映射\结构化	
12	第二步:患者直立坐位下饮一匙水(量约5 mL)重复3次	口角流水	无或一次(1分);大于一次(2分)	从病程记录等文本提取标准吞咽功能评估中患者口角流水的评估结果	映射\结构化	(分值>6)为误吸风险中危患者;如上述3次吞咽中有2次正常或3次完全正常,(分值=6),则进行第三步
13		有喉部运动	有(1分);无(2分)	从病程记录等文本提取标准吞咽功能评估中患者喉部运动的评估结果	映射\结构化	
14		重复吞咽	无或一次(1分);大于一次(2分)	从病程记录等文本提取标准吞咽功能评估中患者重复吞咽的评估结果	映射\结构化	
15		咳嗽	无或一次(1分);大于一次(2分)	从病程记录等文本提取标准吞咽功能评估中患者咳嗽的评估结果	映射\结构化	
16		吞咽时喘鸣	无(1分);有(2分)	从病程记录等文本提取标准吞咽功能评估中患者吞咽时喘鸣的评估结果	映射\结构化	
17		吞咽后喉功能	正常(1分);减弱或声音嘶哑(2分);发音不能(3分)	从病程记录等文本提取标准吞咽功能评估中患者吞咽后喉功能的评估结果	映射\结构化	
18		第二步合计分值(分)	数值	从病程记录等文本提取标准吞咽功能评估中患者第二步合计分值	映射\结构化	

序号	数据元名称		值域/数据格式	数据元说明	数据加工类型	备注
19	第三步：饮一杯水(量约60 mL)	能够全部饮完	能(1分);否(2分)	从病程记录等文本提取标准吞咽功能评估中患者能够全部饮完的评估结果	映射\结构化	(分值>4)为误吸风险低危患者;如上述4项症状之一异常,即终止检查;(分值>4)存在吞咽困难
20		吞咽中或后咳嗽	无(1分);有(2分)	从病程记录等文本提取标准吞咽功能评估中患者吞咽中或后咳嗽的评估结果	映射\结构化	
21		吞咽中或后喘鸣	无(1分);有(2分)	从病程记录等文本提取标准吞咽功能评估中患者吞咽中或后喘鸣的评估结果	映射\结构化	
22		吞咽后喉功能	正常(1分);减弱或声音嘶哑(2分);发音不能(3分)	从病程记录等文本提取标准吞咽功能评估中患者吞咽后喉功能的评估结果	映射\结构化	
23		第三步合计分值(分)	数值	从病程记录等文本提取标准吞咽功能评估中患者第三步合计分值	映射\结构化	

● 吞咽评估量表(VVST)

模块名	参考标准
吞咽评估量表(VVST)	美国卫生信息传输标准(Health Level 7,HL7)。 中华人民共和国卫生行业标准 WS 445.12—2014 电子病历基本数据集 第 12 部分：入院记录

序号	数据元名称	值域/数据格式	数据元说明	数据加工类型
1	评估日期	YYYY - MM - DD	从病程记录等文本提取吞咽评估量表的评估日期	映射\结构化

序号	数 据 元 名 称	值域/数据格式	数 据 元 说 明	数据加工类型
2	评估人	文本	从病程记录等文本提取吞咽评估量表的评估人名称	映射\结构化
3	黏度	水;低稠度;中稠度;高稠度	从病程记录等文本提取吞咽评估量表中黏度的评估结果	映射\结构化
4	容积(mL)	数值	从病程记录等文本提取吞咽评估量表中容积数\mL	映射\结构化
5	安全性	咳嗽;声音改变;血氧饱和度下降	从病程记录等文本提取吞咽评估量表中患者安全性的评估结果	映射\结构化
6	有效性	唇部闭合;口腔残留;咽部残留;分次吞咽	从病程记录等文本提取吞咽评估量表中有效性的评估结果	映射\结构化
7	主观感受	顺滑性;吞咽用力;适口性;喜食度	从病程记录等文本提取吞咽评估量表中患者主观感受的评估结果	映射\结构化

● 洼田饮水试验

模 块 名	参 考 标 准
洼田饮水试验	美国卫生信息传输标准(Health Level 7，HL7)。 中华人民共和国卫生行业标准 WS 445.12—2014 电子病历基本数据集 第 12 部分：入院记录

序号	数 据 元 名 称	值域/数据格式	数 据 元 说 明	数据加工类型
1	评估日期	YYYY - MM - DD	从病程记录等文本提取洼田饮水试验的评估日期	映射\结构化

第三部分　数据字典版数据集

117

序号	数据元名称	值域/数据格式	数据元说明	数据加工类型
2	分级及表现	1级(优):能顺利地1次将水咽下;2级(良):分2次以上,能不呛咳地咽下;3级(中):能1次咽下,但有呛咳;4级(可):分2次以上咽下,但有呛咳;5级(差):频繁呛咳,不能全部咽下	从病程记录等文本提取洼田饮水试验的分级及表现	映射\结构化
3	判定标准	正常:1级,5 s之内;可疑异常:1级,5 s以上或2级;异常:3~5级	从病程记录等文本提取洼田饮水试验的判定标准	映射\结构化
4	评估人	文本	从病程记录等文本提取洼田饮水试验的评估人名称	映射\结构化

(四) 营养状态评估

◉ 营养风险筛查评分表(NRS - 2002)

模块名	参考标准
营养风险筛查评分表(NRS - 2002)	HL7卫生信息交换标准(Health Level 7)。 中华人民共和国卫生行业标准 WS 445.12—2014 电子病历基本数据集 第12部分:入院记录

序号	数据元名称	值域/数据格式	数据元说明	数据加工类型
1	初筛 BMI<20.5	是;否	从病程记录等文本提取患者营养风险筛查评分表中患者BMI<20.5的评估结果	映射\结构化
2	初筛 最近3个月内患者的体重减少了吗?	是;否	从病程记录等文本提取患者营养风险筛查评分表中最近3个月内患者的体重减少的评估结果	映射\结构化

序号		数据元名称	值域/数据格式	数据元说明	数据加工类型
3	初筛	最近1个星期内患者的膳食摄入有减少吗?	是;否	从病程记录等文本提取患者营养风险筛查评分表中最近1个星期内患者的膳食摄入减少的评估结果	映射\结构化
4		是否患有严重疾病?（如在重症监护中）	是;否	从病程记录等文本提取患者营养风险筛查评分表中患者是否患有严重疾病的评估结果	映射\结构化
5		是否需要进行复筛	是;否	从病程记录等文本提取患者营养风险筛查评分表中是否需要进行复筛的评估结果	映射\结构化
6	复筛	年龄	≥70岁(1分);<70岁(0分)	从病程记录等文本提取患者营养风险筛查评分表中患者年龄的评估结果	映射\结构化
7		营养受损	没有(0分);轻度（"3个月体重丢失>5%"或"在之前的1周中摄入量为正常的50%～75%",1分);中度（"2个月体重丢失>5%"或"BMI 18.5～20.5及一般状况差"或"在之前的1周中摄入量为正常的25%～50%",2分);重度（"1个月体重丢失>5%"或"3个月内减轻>15%"或"BMI<18.5及一般状况差"或"在之前的1周摄入量为正常的0～25%"或"血清白蛋白<35 g/L",3分)	从病程记录等文本提取患者营养风险筛查评分表中患者营养受损的评估结果	映射\结构化

第三部分　数据字典版数据集

序号	数据元名称	值域/数据格式	数据元说明	数据加工类型
8	复筛 疾病评分	没有(0分);轻度("臀部骨折"或"慢性疾病伴随着急性的并发症"或"肝硬化"或"COPD"或"长期血透"或"糖尿病"或"肿瘤",1分);中度("大的腹部手术"或"中风应激状况"或"血液系统的恶性肿瘤",2分);重度("头部损伤"或"骨髓移植"或"ICU患者",3分)	从病程记录等文本提取患者营养风险筛查评分表中患者疾病评分的评估结果	映射\结构化
9	总分	数值	从病程记录等文本提取患者营养风险筛查评分表中总分值	映射\结构化
10	分级	<3分,定期重复营养评估;≥3分,存在营养风险	从病程记录等文本提取患者营养风险筛查评分表中的评估分级	映射\结构化
11	评估人	文本	从病程记录等文本提取营养风险筛查评分表的评估人名称	映射\结构化

[注] 初筛中任意一项选"是",需要进行复筛。

◉ 微型营养评估短问卷(MNA-SF)

模块名	参考标准
微型营养评估短问卷(MNA-SF)	美国卫生信息传输标准(Health Level 7,HL7)。 中华人民共和国卫生行业标准 WS 445.12—2014 电子病历基本数据集 第12部分:入院记录

序号	数据元名称	值域/数据格式	数据元说明	数据加工类型
1	体重丢失	＞3 kg(0分);1～3 kg(1分);无(2分);不知道(3分)	从病程记录等文本提取微型营养评估短问卷中患者体重丢失的评估结果	映射\结构化
2	BMI	＜19(0分);19～21(1分);21～23(2分);＞23(3分)	从病程记录等文本提取微型营养评估短问卷中患者BMI的评估结果	映射\结构化
3	急性疾病或应激	有(0分);否(2分)	从病程记录等文本提取微型营养评估短问卷中患者急性疾病或应激的评估结果	映射\结构化
4	活动能力	需长期卧床或坐轮椅(0分);可以下床或离开轮椅,但不能外出(1分);外出活动(2分)	从病程记录等文本提取微型营养评估短问卷中患者活动能力的评估结果	映射\结构化
5	精神疾病	严重痴呆/抑郁(0分);轻度痴呆(1分);没有(2分)	从病程记录等文本提取微型营养评估短问卷中患者精神疾病的评估结果	映射\结构化
6	食欲	食欲严重减退(0分);食欲轻中度减退(1分);食欲正常(2分)	从病程记录等文本提取微型营养评估短问卷中患者食欲的评估结果	映射\结构化
7	MNA－SF 总分	数值	从病程记录等文本提取微型营养评估短问卷中的总分值	映射\结构化
8	MNA－SF 分级	＜8分:营养不良;8～11分:营养不良风险;≥12分:营养正常	从病程记录等文本提取微型营养评估短问卷中的分级	映射\结构化
9	评估人	文本	从病程记录等文本提取微型营养评估短问卷的评估人名称	映射\结构化

第三部分　数据字典版数据集

（五）精神、心理状态评估

◉ 简易精神状态评价量表

模块名	参 考 标 准
简易精神状态评价量表	美国卫生信息传输标准（Health Level 7，HL7）。 中华人民共和国卫生行业标准 WS 445.12—2014 电子病历基本数据集 第 12 部分：入院记录

序号	数据元名称		值域/数据格式	数据元说明	数据加工类型
1	评估日期		YYYY-MM-DD	从病程记录等文本提取简易精神状态评价量表的评估日期	映射\结构化
2	评估人		文本	从病程记录等文本提取简易精神状态评价量表的评估人名称	映射\结构化
3	定向力	今年是哪一年？	回答错误(0分)；回答正确(1分)	从病程记录等文本提取简易精神状态评价量表中患者回答今年是哪一年的评估结果	映射\结构化
4		现在是什么季节？	回答错误(0分)；回答正确(1分)	从病程记录等文本提取简易精神状态评价量表中患者回答现在是什么季节的评估结果	映射\结构化
5		现在是几月份？	回答错误(0分)；回答正确(1分)	从病程记录等文本提取简易精神状态评价量表中患者回答现在是几月份的评估结果	映射\结构化
6		今天是几号？	回答错误(0分)；回答正确(1分)	从病程记录等文本提取简易精神状态评价量表中患者回答今天是几号的评估结果	映射\结构化
7		今天是星期几？	回答错误(0分)；回答正确(1分)	从病程记录等文本提取简易精神状态评价量表中患者回答今天是星期几的评估结果	映射\结构化
8		你住在哪个省？	回答错误(0分)；回答正确(1分)	从病程记录等文本提取简易精神状态评价量表中患者回答住在哪个省的评估结果	映射\结构化

序号	数据元名称	值域/数据格式	数据元说明	数据加工类型
9	定向力	你住在哪个县(区)?	回答错误(0分);回答正确(1分)	从病程记录等文本提取简易精神状态评价量表中患者回答住在哪个县(区)的评估结果	映射\结构化
10		你住在哪个乡(街道)?	回答错误(0分);回答正确(1分)	从病程记录等文本提取简易精神状态评价量表中患者回答住在哪个乡(街道)的评估结果	映射\结构化
11		咱们现在在哪个医院?	回答错误(0分);回答正确(1分)	从病程记录等文本提取简易精神状态评价量表中患者回答咱们现在在哪个医院的评估结果	映射\结构化
12		咱们现在在第几层楼?	回答错误(0分);回答正确(1分)	从病程记录等文本提取简易精神状态评价量表中患者回答咱们现在在第几层楼的评估结果	映射\结构化
13	记忆力	告诉患者三种东西,说完后,请患者重复一遍并记住,待会询问患者	都不正确(0分);回答正确1个(1分);回答正确2个(2分);全部回答正确(3分)	从病程记录等文本提取简易精神状态评价量表中告诉患者三种东西,说完后,请患者重复一遍并记住,待会询问患者的评估结果	映射\结构化
14	注意力和计算力	100-7=? 连续减5次(93、86、79、72、65。各1分,共5分。若错了,但下一个答案正确,只记一次错误)	都不正确(0分);回答正确1个(1分);回答正确2个(2分);回答正确3个(31分);回答正确4个(4分);全部回答正确(5分)	从病程记录等文本提取简易精神状态评价量表中患者100-7=? 连续减5次的评估结果	映射\结构化
15	回忆能力	请患者说出刚才告诉让其记住的三种东西?	都不正确(0分);回答正确1个(1分);回答正确2个(2分);全部回答正确(3分)	从病程记录等文本提取简易精神状态评价量表中请患者说出刚才告诉让其记住的三种东西的评估结果	映射\结构化

序号	数据元名称	值域/数据格式	数据元说明	数据加工类型
16	命名能力-拿出手表,请患者回答是什么	回答错误(0分);回答正确(1分)	从病程记录等文本提取简易精神状态评价量表中命名能力-拿出手表,请患者回答是什么的评估结果	映射\结构化
17	命名能力-拿出钢笔,请患者回答是什么	回答错误(0分);回答正确(1分)	从病程记录等文本提取简易精神状态评价量表中命名能力-拿出钢笔,请患者回答是什么的评估结果	映射\结构化
18	复述能力-说一句话请患者清楚的重复一遍(四十四只石狮子)	不能清楚复述(0分);可以清楚复述(1分)	从病程记录等文本提取简易精神状态评价量表中复述能力-说一句话请患者清楚的重复一遍的评估结果	映射\结构化
19	阅读能力-请患者读出下面一句话,并照做。(闭上你的眼睛)	不能完成(0分);可以完成(1分)	从病程记录等文本提取简易精神状态评价量表中阅读能力-请患者读出一句话,并照做的评估结果	映射\结构化
20	三步命令-给患者一张纸,要求患者按描述的去做。(用手拿着这张纸,用两只手将纸对折起来,放在您的腿上)	不能完成(0分);可以完成1步(1分);可以完成2步(2分);可以完成3步(3分)	从病程记录等文本提取简易精神状态评价量表中三步命令-给患者一张纸,要求患者按描述的去做的评估结果	映射\结构化
21	书写能力-要求患者写一句完整的句子	不能完成(0分);可以完成(1分)	从病程记录等文本提取简易精神状态评价量表中书写能力-要求患者写一句完整的句子的评估结果	映射\结构化
22	结构能力-给出图案,让患者参照图案画出来	不能完成(0分);可以完成(1分)	从病程记录等文本提取简易精神状态评价量表中结构能力-给出图案,让患者参照图案画出来的评估结果	映射\结构化

（序号19—22的"数据元名称"左侧栏目标注为"语言能力"）

序号	数据元名称	值域/数据格式	数据元说明	数据加工类型
23	简易精神状态评价结果(分)	数值	从病程记录等文本提取简易精神状态评价量表中的评价结果分值	映射\结构化
24	简易精神状态评价分级	认知功能正常(27～30分);认知功能障碍(＜27分);大学程度(≤23分);中学程度(≤22分);小学程度(≤20分);文盲(≤17分)	从病程记录等文本提取简易精神状态评价量表中的简易精神状态评价分级	映射\结构化
25	痴呆严重程度分级	轻度痴呆(21～26分);中度痴呆(10～20分);重度痴呆(≤9分)	从病程记录等文本提取简易精神状态评价量表中的痴呆严重程度分级	映射\结构化

◉ 蒙特利尔认知评估(北京版,MoCA)

模块名	参考标准
蒙特利尔认知评估(北京版,MoCA)	美国卫生信息传输标准(Health Level 7,HL7)。 中华人民共和国卫生行业标准 WS 445.12—2014 电子病历基本数据集 第12部分:入院记录

序号	数据元名称	值域/数据格式	数据元说明	数据加工类型
1	评估日期	YYYY - MM - DD	从病程记录等文本提取蒙特利尔认知评估(北京版)MoCA 的评估日期	映射\结构化
2	视空间与执行功能(分)	数值	从病程记录等文本提取蒙特利尔认知评估(北京版)MoCA 中患者视空间与执行功能的评估结果	映射\结构化
3	命名(分)	数值	从病程记录等文本提取蒙特利尔认知评估(北京版)MoCA 中患者命名能力的评估结果	映射\结构化

序号	数 据 元 名 称	值域/数据格式	数 据 元 说 明	数据加工类型
4	记忆	文本	不计分	映射\结构化
5	注意-顺背(分)	数值	从病程记录等文本提取蒙特利尔认知评估(北京版)MoCA中患者顺背能力的评估结果	映射\结构化
6	注意-倒背(分)	数值	从病程记录等文本提取蒙特利尔认知评估(北京版)MoCA中患者倒背能力的评估结果	映射\结构化
7	注意-读出下列数字,每当数字1出现时,患者必须用手敲打一下桌面,错误数大于或等于2不给分(分)	数值	从病程记录等文本提取蒙特利尔认知评估(北京版)MoCA中患者听到1时敲打桌面能力的评估结果	映射\结构化
8	注意-100连续减7,4~5个正确给3分,2~3个正确给两分,1个正确给1分,全部错误为0分(分)	数值	从病程记录等文本提取蒙特利尔认知评估(北京版)MoCA中患者连续减7能力的评估结果	映射\结构化
9	语言-重复(分)	数值	从病程记录等文本提取蒙特利尔认知评估(北京版)MoCA中患者语言重复能力的评估结果	映射\结构化
10	语言-流畅性(分)	数值	从病程记录等文本提取蒙特利尔认知评估(北京版)MoCA中患者语言流畅性能力的评估结果	映射\结构化
11	抽象(分)	数值	从病程记录等文本提取蒙特利尔认知评估(北京版)MoCA中患者抽象能力的评估结果	映射\结构化
12	延迟回忆(分)	数值	从病程记录等文本提取蒙特利尔认知评估(北京版)MoCA中患者延迟回忆能力的评估结果	映射\结构化

序号	数 据 元 名 称	值域/数据格式	数 据 元 说 明	数据加工类型
13	定向(分)	数值	从病程记录等文本提取蒙特利尔认知评估(北京版)MoCA 中患者定向能力的评估结果	映射\结构化
14	总分(分)	数值	从病程记录等文本提取蒙特利尔认知评估(北京版)MoCA 总分值	映射\结构化

◎ 老年抑郁量表(GDS-4)

模　块　名	参　考　标　准
老年抑郁量表(GDS-4)	美国卫生信息传输标准(Health Level 7，HL7)。 中华人民共和国卫生行业标准 WS 445.12—2014 电子病历基本数据集 第 12 部分：入院记录

序号	数 据 元 名 称	值域/数据格式	数 据 元 说 明	数据加工类型
1	评估日期	YYYY-MM-DD	从病程记录等文本提取老年抑郁量表 GDS4 的评估日期	映射\结构化
2	你经常感到沮丧和悲伤吗？	是(0 分)；否(1 分)	从病程记录等文本提取老年抑郁量表 GDS4 中患者经常感到沮丧和悲伤的评估结果	映射\结构化
3	你觉得你的生活是空虚的吗？	是(1 分)；否(0 分)	从病程记录等文本提取老年抑郁量表 GDS4 中患者觉得自己的生活是空虚的评估结果	映射\结构化
4	你大部分时间都快乐吗？	是(0 分)；否(1 分)	从病程记录等文本提取老年抑郁量表 GDS4 中患者大部分时间是否快乐的评估结果	映射\结构化
5	你认为你的情况是否绝望？	是(1 分)；否(0 分)	从病程记录等文本提取老年抑郁量表 GDS4 中患者自己的情况是否绝望的评估结果	映射\结构化

第三部分　数据字典版数据集

序号	数 据 元 名 称	值域/数据格式	数 据 元 说 明	数据加工类型
6	总分	数值	从病程记录等文本提取老年抑郁量表 GDS4 中的总分值	映射\结构化
7	评估人	文本	从病程记录等文本提取老年抑郁量表 GDS4 的评估人名称	映射\结构化

● 老年抑郁量表(GDS-15)

模 块 名	参 考 标 准
老年抑郁量表(GDS-15)	美国卫生信息传输标准(Health Level 7，HL7)。 中华人民共和国卫生行业标准 WS 445.12—2014 电子病历基本数据集 第 12 部分：入院记录

序号	数 据 元 名 称	值域/数据格式	数 据 元 说 明	数据加工类型
1	评估日期	YYYY-MM-DD	从病程记录等文本提取老年抑郁量表 GDS15 的评估日期	映射\结构化
2	评估人	文本	从病程记录等文本提取老年抑郁量表 GDS15 的评估人名称	映射\结构化
3	你对你的生活基本满意吗？	是(0分)；否(1分)	从病程记录等文本提取老年抑郁量表 GDS15 中患者对生活基本满意的评估结果	映射\结构化
4	你是否丧失了很多你的兴趣和爱好？	是(1分)；否(0分)	从病程记录等文本提取老年抑郁量表 GDS15 中患者是否丧失了很多你的兴趣和爱好的评估结果	映射\结构化
5	你感到生活空虚吗？	是(1分)；否(0分)	从病程记录等文本提取老年抑郁量表 GDS15 中患者的评估结果	映射\结构化
6	你是否常感到厌倦？	是(1分)；否(0分)	从病程记录等文本提取老年抑郁量表 GDS15 中患者感到生活空虚的评估结果	映射\结构化

序号	数 据 元 名 称	值域/数据格式	数 据 元 说 明	数据加工类型
7	你是否大部分时间感觉精神好?	是(0 分);否(1 分)	从病程记录等文本提取老年抑郁量表 GDS15 中患者是否大部分时间感觉精神好的评估结果	映射\结构化
8	你是否害怕会有不幸的事落到你头上?	是(1 分);否(0 分)	从病程记录等文本提取老年抑郁量表 GDS15 中患者是否害怕会有不幸的事落到自己头上的评估结果	映射\结构化
9	你是否大部分时间感到快乐?	是(0 分);否(1 分)	从病程记录等文本提取老年抑郁量表 GDS15 中患者是否大部分时间感到快乐的评估结果	映射\结构化
10	你是否常感到无助?	是(1 分);否(0 分)	从病程记录等文本提取老年抑郁量表 GDS15 中患者是否常感到无助的评估结果	映射\结构化
11	你是否愿意待在家里而不愿去做些新鲜事?	是(1 分);否(0 分)	从病程记录等文本提取老年抑郁量表 GDS15 中患者是否愿意待在家里而不愿去做些新鲜事的评估结果	映射\结构化
12	你是否觉得记忆力比大多数人差?	是(1 分);否(0 分)	从病程记录等文本提取老年抑郁量表 GDS15 中患者是否觉得记忆力比大多数人差的评估结果	映射\结构化
13	你是否认为现在活得很惬意?	是(0 分);否(1 分)	从病程记录等文本提取老年抑郁量表 GDS15 中患者是否认为现在活得很惬意的评估结果	映射\结构化
14	你是否觉得像现在这样活得毫无意义?	是(1 分);否(0 分)	从病程记录等文本提取老年抑郁量表 GDS15 中患者是否觉得像现在这样活得毫无意义的评估结果	映射\结构化
15	你是否觉得你的处境没有帮助?	是(1 分);否(0 分)	从病程记录等文本提取老年抑郁量表 GDS15 中患者是否觉得自己的处境没有帮助的评估结果	映射\结构化
16	你是否觉得大多数人处境比你好?	是(1 分);否(0 分)	从病程记录等文本提取老年抑郁量表 GDS15 中患者是否觉得大多数人处境比自己好的评估结果	映射\结构化

序号	数据元名称	值域/数据格式	数据元说明	数据加工类型
17	你集中精力有困难吗?	是(1分);否(0分)	从病程记录等文本提取老年抑郁量表GDS15中患者集中精力有困难的评估结果	映射\结构化
18	总分	数值	从病程记录等文本提取老年抑郁量表GDS15中总分值	映射\结构化

◉ 患者健康问卷抑郁量表(PHQ-9)

模块名	参考标准
患者健康问卷抑郁量表(PHQ-9)	美国卫生信息传输标准(Health Level 7,HL7)。 中华人民共和国卫生行业标准 WS 445.12—2014 电子病历基本数据集 第12部分:入院记录

序号	数据元名称	值域/数据格式	数据元说明	数据加工类型
1	评估日期	YYYY-MM-DD	从病程记录等文本提取患者健康问卷抑郁量表(PHQ-9)的评估日期	映射\结构化
2	做事时提不起劲或没有兴趣	没有(0分);有几天(1分);一半以上时间(2分);几乎每天(3分)	从病程记录等文本提取患者健康问卷抑郁量表(PHQ-9)中患者做事时提不起劲或没有兴趣的评估结果	映射\结构化
3	感到心情低落、沮丧或绝望	没有(0分);有几天(1分);一半以上时间(2分);几乎每天(3分)	从病程记录等文本提取患者健康问卷抑郁量表(PHQ-9)中患者感到心情低落、沮丧或绝望的评估结果	映射\结构化
4	入睡困难、易醒或睡眠过多	没有(0分);有几天(1分);一半以上时间(2分);几乎每天(3分)	从病程记录等文本提取患者健康问卷抑郁量表(PHQ-9)中患者入睡困难、易醒或睡眠过多的评估结果	映射\结构化

序号	数据元名称	值域/数据格式	数据元说明	数据加工类型
5	感觉疲倦或没有活力	没有(0分);有几天(1分);一半以上时间(2分);几乎每天(3分)	从病程记录等文本提取患者健康问卷抑郁量表(PHQ-9)中患者感觉疲倦或没有活力的评估结果	映射\结构化
6	食欲不振或吃太多	没有(0分);有几天(1分);一半以上时间(2分);几乎每天(3分)	从病程记录等文本提取患者健康问卷抑郁量表(PHQ-9)中患者食欲不振或吃太多的评估结果	映射\结构化
7	觉得自己很糟,或觉得自己很失败,或让自己或家人失望	没有(0分);有几天(1分);一半以上时间(2分);几乎每天(3分)	从病程记录等文本提取患者健康问卷抑郁量表(PHQ-9)中患者觉得自己很糟,或觉得自己很失败,或让自己或家人失望的评估结果	映射\结构化
8	很难集中精神做事,如看报纸或看电视	没有(0分);有几天(1分);一半以上时间(2分);几乎每天(3分)	从病程记录等文本提取患者健康问卷抑郁量表(PHQ-9)中患者很难集中精神做事,如看报纸或看电视的评估结果	映射\结构化
9	别人注意到你的动作或说话速度缓慢,或正好相反,你变得比平时更烦躁或坐立不安、过动	没有(0分);有几天(1分);一半以上时间(2分);几乎每天(3分)	从病程记录等文本提取患者健康问卷抑郁量表(PHQ-9)中别人注意到自己的动作或说话速度缓慢,或正好相反,自己变得比平时更烦躁或坐立不安、过动的评估结果	映射\结构化
10	有过活着还不如死或用某种方式伤害自己的想法	没有(0分);有几天(1分);一半以上时间(2分);几乎每天(3分)	从病程记录等文本提取患者健康问卷抑郁量表(PHQ-9)中患者有过活着还不如死或用某种方式伤害自己的想法的评估结果	映射\结构化
11	总分	数值	从病程记录等文本提取患者健康问卷抑郁量表(PHQ-9)中的总分值	映射\结构化
12	评估人	文本	从病程记录等文本提取患者健康问卷抑郁量表(PHQ-9)的评估人名称	映射\结构化

第三部分 数据字典版数据集

● 患者健康问卷抑郁量表(PHQ-2)

模 块 名	参 考 标 准
患者健康问卷抑郁量表 (PHQ-2)	美国卫生信息传输标准(Health Level 7，HL7)。 中华人民共和国卫生行业标准 WS 445.12—2014 电子病历基本数据集 第12部分：入院记录

序号	数据元名称	值域/数据格式	数据元说明	数据加工类型
1	评估日期	YYYY-MM-DD	从病程记录等文本提取患者健康问卷抑郁量表(PHQ-2)的评估日期	映射\结构化
2	做事时提不起劲或没有兴趣	没有(0分)；有几天(1分)；一半以上时间(2分)；几乎每天(3分)	从病程记录等文本提取患者健康问卷抑郁量表(PHQ-2)中患者做事时提不起劲或没有兴趣的评估结果	映射\结构化
3	感到心情低落、沮丧或绝望	没有(0分)；有几天(1分)；一半以上时间(2分)；几乎每天(3分)	从病程记录等文本提取患者健康问卷抑郁量表(PHQ-2)中患者感到心情低落、沮丧或绝望的评估结果	映射\结构化
4	总分	数值	从病程记录等文本提取患者健康问卷抑郁量表(PHQ-2)中的总分值	映射\结构化
5	评估人	文本	从病程记录等文本提取患者健康问卷抑郁量表(PHQ-2)的评估人名称	映射\结构化

● 抑郁自评表(CES-D)

模 块 名	参 考 标 准
抑郁自评表(CES-D)	美国卫生信息传输标准(Health Level 7，HL7)。 中华人民共和国卫生行业标准 WS 445.12—2014 电子病历基本数据集 第12部分：入院记录

序号	数据元名称	值域/数据格式	数据元说明	数据加工类型
1	评估日期	YYYY-MM-DD	从病程记录等文本提取抑郁自评表的评估日期	映射\结构化
2	评估人	文本	从病程记录等文本提取抑郁自评表的评估人名称	映射\结构化
3	平时不烦我的事总是烦我	不到1天(几乎没有,1分);1～2天(有些时候,2分);3～4天(经常有,3分);5～7天(大多数时间有,4分)	从病程记录等文本提取抑郁自评表中患者平时不烦自己的事总是烦自己的评估结果	映射\结构化
4	我不想吃,我的胃口不好	不到1天(几乎没有,1分);1～2天(有些时候,2分);3～4天(经常有,3分);5～7天(大多数时间有,4分)	从病程记录等文本提取抑郁自评表中患者不想吃,自己的胃口不好的评估结果	映射\结构化
5	我觉得即使在家庭和朋友的帮助下,我也不能摆脱忧郁的心境	不到1天(几乎没有,1分);1～2天(有些时候,2分);3～4天(经常有,3分);5～7天(大多数时间有,4分)	从病程记录等文本提取抑郁自评表中患者觉得即使在家庭和朋友的帮助下,自己也不能摆脱忧郁的心境的评估结果	映射\结构化
6	我觉得自己的状态与别人一样好	不到1天(几乎没有,1分);1～2天(有些时候,2分);3～4天(经常有,3分);5～7天(大多数时间有,4分)	从病程记录等文本提取抑郁自评表中患者觉得自己的状态与别人一样好的评估结果	映射\结构化
7	我不能集中注意力	不到1天(几乎没有,1分);1～2天(有些时候,2分);3～4天(经常有,3分);5～7天(大多数时间有,4分)	从病程记录等文本提取抑郁自评表中患者不能集中注意力的评估结果	映射\结构化

第三部分 数据字典版数据集

序号	数据元名称	值域/数据格式	数据元说明	数据加工类型
8	我感到压抑	不到 1 天(几乎没有,1 分);1~2 天(有些时候,2 分);3~4 天(经常有,3 分);5~7 天(大多数时间有,4 分)	从病程记录等文本提取抑郁自评表中患者感到压抑的评估结果	映射\结构化
9	我觉得我做成每件事都不容易	不到 1 天(几乎没有,1 分);1~2 天(有些时候,2 分);3~4 天(经常有,3 分);5~7 天(大多数时间有,4 分)	从病程记录等文本提取抑郁自评表中患者觉得自己做成每件事都不容易的评估结果	映射\结构化
10	我对未来充满希望	不到 1 天(几乎没有,1 分);1~2 天(有些时候,2 分);3~4 天(经常有,3 分);5~7 天(大多数时间有,4 分)	从病程记录等文本提取抑郁自评表中患者对未来充满希望的评估结果	映射\结构化
11	我认为我的生活是失败的	不到 1 天(几乎没有,1 分);1~2 天(有些时候,2 分);3~4 天(经常有,3 分);5~7 天(大多数时间有,4 分)	从病程记录等文本提取抑郁自评表中患者认为自己的生活是失败的评估结果	映射\结构化
12	我感到害怕	不到 1 天(几乎没有,1 分);1~2 天(有些时候,2 分);3~4 天(经常有,3 分);5~7 天(大多数时间有,4 分)	从病程记录等文本提取抑郁自评表中患者感到害怕的评估结果	映射\结构化
13	我的睡眠不安稳	不到 1 天(几乎没有,1 分);1~2 天(有些时候,2 分);3~4 天(经常有,3 分);5~7 天(大多数时间有,4 分)	从病程记录等文本提取抑郁自评表中患者的睡眠不安稳的评估结果	映射\结构化

序号	数据元名称	值域/数据格式	数据元说明	数据加工类型
14	我感到快乐	不到1天(几乎没有,4分);1～2天(有些时候,3分);3～4天(经常有,2分);5～7天(大多数时间有,1分)	从病程记录等文本提取抑郁自评表中患者感到快乐的评估结果	映射\结构化
15	我比平时讲话少	不到1天(几乎没有,1分);1～2天(有些时候,2分);3～4天(经常有,3分);5～7天(大多数时间有,4分)	从病程记录等文本提取抑郁自评表中患者比平时讲话少的评估结果	映射\结构化
16	我感到孤独	不到1天(几乎没有,1分);1～2天(有些时候,2分);3～4天(经常有,3分);5～7天(大多数时间有,4分)	从病程记录等文本提取抑郁自评表中患者感到孤独的评估结果	映射\结构化
17	人们不够友好	不到1天(几乎没有,1分);1～2天(有些时候,2分);3～4天(经常有,3分);5～7天(大多数时间有,4分)	从病程记录等文本提取抑郁自评表中患者觉得人们不够友好的评估结果	映射\结构化
18	我喜欢生活	不到1天(几乎没有,4分);1～2天(有些时候,3分);3～4天(经常有,2分);5～7天(大多数时间有,1分)	从病程记录等文本提取抑郁自评表中患者喜欢生活的评估结果	映射\结构化
19	我哭过	不到1天(几乎没有,1分);1～2天(有些时候,2分);3～4天(经常有,3分);5～7天(大多数时间有,4分)	从病程记录等文本提取抑郁自评表中患者哭过的评估结果	映射\结构化

序号	数据元名称	值域/数据格式	数据元说明	数据加工类型
20	我感到悲伤	不到 1 天(几乎没有,1 分);1~2 天(有些时候,2 分);3~4 天(经常有,3 分);5~7 天(大多数时间有,4 分)	从病程记录等文本提取抑郁自评表中患者感到悲伤的评估结果	映射\结构化
21	我觉得人们不喜欢我	不到 1 天(几乎没有,1 分);1~2 天(有些时候,2 分);3~4 天(经常有,3 分);5~7 天(大多数时间有,4 分)	从病程记录等文本提取抑郁自评表中患者觉得人们不喜欢自己的评估结果	映射\结构化
22	我不能进入状态	不到 1 天(几乎没有,1 分);1~2 天(有些时候,2 分);3~4 天(经常有,3 分);5~7 天(大多数时间有,4 分)	从病程记录等文本提取抑郁自评表中患者不能进入状态的评估结果	映射\结构化
23	评估总分	数值	从病程记录等文本提取抑郁自评表中的总分值	映射\结构化

[注]上面是一些你可能有过的感受或行为,请根据你的实际情况,指出在上周内各种感受或行为的发生情况。

◉ 焦虑自评量表(SAS)

模块名	参考标准
焦虑自评量表(SAS)	美国卫生信息传输标准(Health Level 7,HL7)。 中华人民共和国卫生行业标准 WS 445.12—2014 电子病历基本数据集 第 12 部分:入院记录

序号	数据元名称	值域/数据格式	数据元说明	数据加工类型
1	评估日期	YYYY-MM-DD	从病程记录等文本提取焦虑自评量表的评估日期	映射\结构化
2	评估人	文本	从病程记录等文本提取焦虑自评量表的评估人名称	映射\结构化

序号	数 据 元 名 称	值域/数据格式	数 据 元 说 明	数据加工类型
3	我觉得比平常容易紧张和着急	没有或很少时间（1分）；少部分时间（2分）；相当多时间（3分）；绝大部分或全部时间（4分）	从病程记录等文本提取焦虑自评量表中患者觉得比平常容易紧张和着急的评估结果	映射\结构化
4	我无缘无故感到担心害怕	没有或很少时间（1分）；少部分时间（2分）；相当多时间（3分）；绝大部分或全部时间（4分）	从病程记录等文本提取焦虑自评量表中患者无缘无故感到担心害怕的评估结果	映射\结构化
5	我容易心烦意乱或感到恐慌	没有或很少时间（1分）；少部分时间（2分）；相当多时间（3分）；绝大部分或全部时间（4分）	从病程记录等文本提取焦虑自评量表中患者容易心烦意乱或感到恐慌的评估结果	映射\结构化
6	我觉得我可能将要发疯	没有或很少时间（1分）；少部分时间（2分）；相当多时间（3分）；绝大部分或全部时间（4分）	从病程记录等文本提取焦虑自评量表中患者觉得自己可能将要发疯的评估结果	映射\结构化
7	我感到事事都很顺利，不会有倒霉的事情发生	没有或很少时间（1分）；少部分时间（2分）；相当多时间（3分）；绝大部分或全部时间（4分）	从病程记录等文本提取焦虑自评量表中患者感到事事都很顺利，不会有倒霉的事情发生的评估结果	映射\结构化
8	我的四肢抖动和震颤	没有或很少时间（1分）；少部分时间（2分）；相当多时间（3分）；绝大部分或全部时间（4分）	从病程记录等文本提取焦虑自评量表中患者感觉自己的四肢抖动和震颤的评估结果	映射\结构化
9	我因头痛、颈痛和背痛而烦恼	没有或很少时间（1分）；少部分时间（2分）；相当多时间（3分）；绝大部分或全部时间（4分）	从病程记录等文本提取焦虑自评量表中患者因头痛、颈痛和背痛而烦恼的评估结果	映射\结构化
10	我感到无力而容易疲劳	没有或很少时间（1分）；少部分时间（2分）；相当多时间（3分）；绝大部分或全部时间（4分）	从病程记录等文本提取焦虑自评量表中患者感到无力而容易疲劳的评估结果	映射\结构化

序号	数据元名称	值域/数据格式	数据元说明	数据加工类型
11	我感到平静,能安静坐下来	没有或很少时间(1分);少部分时间(2分);相当多时间(3分);绝大部分或全部时间(4分)	从病程记录等文本提取焦虑自评量表中患者感到平静,能安静坐下来的评估结果	映射\结构化
12	我感到我的心跳很快	没有或很少时间(1分);少部分时间(2分);相当多时间(3分);绝大部分或全部时间(4分)	从病程记录等文本提取焦虑自评量表中患者感到自己的心跳很快的评估结果	映射\结构化
13	我因阵阵的眩晕而不舒服	没有或很少时间(1分);少部分时间(2分);相当多时间(3分);绝大部分或全部时间(4分)	从病程记录等文本提取焦虑自评量表中患者因阵阵的眩晕而不舒服的评估结果	映射\结构化
14	我有阵阵要晕倒的感觉	没有或很少时间(1分);少部分时间(2分);相当多时间(3分);绝大部分或全部时间(4分)	从病程记录等文本提取焦虑自评量表中患者有阵阵要晕倒的感觉的评估结果	映射\结构化
15	我呼吸时进气和出气都不费力	没有或很少时间(1分);少部分时间(2分);相当多时间(3分);绝大部分或全部时间(4分)	从病程记录等文本提取焦虑自评量表中患者呼吸时进气和出气都不费力的评估结果	映射\结构化
16	我的手指和脚趾感到麻木和刺激	没有或很少时间(1分);少部分时间(2分);相当多时间(3分);绝大部分或全部时间(4分)	从病程记录等文本提取焦虑自评量表中患者的手指和脚趾感到麻木和刺激的评估结果	映射\结构化
17	我因胃痛和消化不良而苦恼	没有或很少时间(1分);少部分时间(2分);相当多时间(3分);绝大部分或全部时间(4分)	从病程记录等文本提取焦虑自评量表中患者因胃痛和消化不良而苦恼的评估结果	映射\结构化
18	我必须频繁排尿	没有或很少时间(1分);少部分时间(2分);相当多时间(3分);绝大部分或全部时间(4分)	从病程记录等文本提取焦虑自评量表中患者必须频繁排尿的评估结果	映射\结构化

序号	数 据 元 名 称	值域/数据格式	数 据 元 说 明	数据加工类型
19	我的手总是温暖而干燥	没有或很少时间（1分）;少部分时间（2分）;相当多时间（3分）;绝大部分或全部时间（4分）	从病程记录等文本提取焦虑自评量表中患者的手总是温暖而干燥的评估结果	映射\结构化
20	我觉得脸发烧发红	没有或很少时间（1分）;少部分时间（2分）;相当多时间（3分）;绝大部分或全部时间（4分）	从病程记录等文本提取焦虑自评量表中患者觉得脸发烧发红的评估结果	映射\结构化
21	我容易入睡,晚上休息很好	没有或很少时间（1分）;少部分时间（2分）;相当多时间（3分）;绝大部分或全部时间（4分）	从病程记录等文本提取焦虑自评量表中患者容易入睡,晚上休息很好的评估结果	映射\结构化
22	总分	数值	从病程记录等文本提取焦虑自评量表中的总分值	映射\结构化
23	标准分	数值	从病程记录等文本提取焦虑自评量表中的标准分	映射\结构化

◉ 谵妄量表分析系统（CAM-CR）

模 块 名	参 考 标 准
谵妄量表分析系统（CAM-CR）	美国卫生信息传输标准（Health Level 7，HL7）。中华人民共和国卫生行业标准 WS 445.12—2014 电子病历住院入院记录

序号	数 据 元 名 称	值域/数据格式	数 据 元 说 明	数据加工类型
1	评估日期	YYYY-MM-DD	从病程记录等文本提取谵妄量表分析系统的评估日期	映射\结构化
2	评估人	文本	从病程记录等文本提取谵妄量表分析系统的评估人名称	映射\结构化

序号	数 据 元 名 称	值域/数据格式	数 据 元 说 明	数据加工类型
3	急性起病：判断从前驱期到疾病发展期的时间,患者的精神状况有急性变化的证据吗？	不存在(1分)；较轻：3天至1周(2分)；中度：1～3天(3分)；严重：一天之内(4分)	从病程记录等文本提取谵妄量表分析系统中患者急性起病的评估结果	映射\结构化
4	注意障碍：请患者按顺序说出21到1之间的所有单数	不存在注意障碍(全部正确,1分)；轻度：1～2个错误(2分)；中度：3～4个错误(3分)；严重：5个或5个以上的错误(4分)	从病程记录等文本提取谵妄量表分析系统中患者注意障碍的评估结果	映射\结构化
5	思维混乱：患者的思维是凌乱或不连贯的吗？如：谈话主题散漫,思维不清晰或不合逻辑,或从一个话题突然转到另一话题	不存在(1分)；轻度：偶尔短暂的言语模糊或不可理解,但尚能顺利交谈(2分)；中度：经常短暂的言语不可理解,对交谈有明显的影响(3分)；严重：大多数的时间言语不可理解,难以进行有效的交谈(4分)	从病程记录等文本提取谵妄量表分析系统中患者思维混乱的评估结果	映射\结构化
6	意识水平的改变：总体上看,您是如何评估该患者的意识水平？	正常(1分)；轻度：警觉(对环境刺激高度警惕、过度敏感,2分)；中度：嗜睡或昏睡(3分)；严重：昏迷(不能唤醒,4分)	从病程记录等文本提取谵妄量表分析系统中患者意识水平的改变的评估结果	映射\结构化
7	定向障碍：在会面的任何时间患者存在定向障碍吗？	不存在(1分)；轻度：偶尔短暂地存在时间或地点的定向错误(接近正确),但可自行纠正(2分)；中度：经常存在时间或地点定向的错误,但自我定向好(3分)；严重：时间、地点及自我定向均差(4分)	从病程记录等文本提取谵妄量表分析系统中患者定向障碍的评估结果	映射\结构化

序号	数 据 元 名 称	值域/数据格式	数 据 元 说 明	数据加工类型
8	记忆力减退：在面谈时患者表现出记忆方面的问题吗？如：不能回忆医院里发生的事情，难以回忆指令（包括回忆MMSE中的3个词）	不存在（1分）；轻度：有一个词不能回忆或回忆错误（2分）；中度：有两个词不能回忆或回忆错误（3分）；严重：有三个词不能回忆或回忆错误（4分）	从病程记录等文本提取谵妄量表分析系统中患者记忆力减退的评估结果	映射\结构化
9	知觉障碍：患者有知觉障碍证据吗？如：幻觉、错觉或对事物的曲解（如一个东西未移动，而患者认为它在移动）	不存在（1分）；轻度：只有幻听（2分）；中度：有幻视，有或没有幻听（3分）；严重：有幻触、幻嗅或幻味，有或没有幻听（4分）	从病程记录等文本提取谵妄量表分析系统中患者知觉障碍的评估结果	映射\结构化
10	精神运动性兴奋：面谈时，患者有行为活动不正常的增加吗？如：坐立不安，轻敲手指或突然变换位置	不存在（1分）；轻度：偶有坐立不安，焦虑，轻敲手指及抖动（2分）；中度：反复无目的地走动、激越明显（3分）；严重：行为杂乱无章，需要约束（4分）	从病程记录等文本提取谵妄量表分析系统中患者精神运动性兴奋的评估结果	映射\结构化
11	精神运动性迟缓：面谈时，患者有运动行为水平的异常减少吗？如：缓慢进入某一空间，停留某一位置时间过长或移动很慢	不存在（1分）；轻度：偶尔地比先前的活动、行为及动作缓慢（2分）；中度：经常保持一种姿势（3分）；严重：木僵状态（4分）	从病程记录等文本提取谵妄量表分析系统中患者精神运动性迟缓的评估结果	映射\结构化
12	波动性：患者的精神状况（注意力、思维、定向、记忆力）在面谈前或面谈中有波动吗？	不存在（1分）；轻度：一天之中偶尔地波动（2分）；中度：症状在夜间加重（3分）；严重：症状在一天中剧烈波动（4分）	从病程记录等文本提取谵妄量表分析系统中患者波动性的评估结果	映射\结构化

序号	数据元名称	值域/数据格式	数据元说明	数据加工类型
13	睡眠-觉醒周期的改变：患者有睡眠-觉醒周期紊乱的证据吗？	不存在(1分)；轻度：日间偶有瞌睡，且夜间时睡时醒(2分)；中度：日间经常瞌睡，且夜间时睡时醒或不能入睡(3分)；严重：日间经常昏睡而影响交谈，且夜间不能入睡(4分)	从病程记录等文本提取谵妄量表分析系统中患者睡眠-觉醒周期的改变的评估结果	映射\结构化
14	总分	数值	从病程记录等文本提取谵妄量表分析系统中的总分值	映射\结构化
15	评分分级	<19分：没有谵妄；20~22分：可疑谵妄；≥22分：有谵妄	从病程记录等文本提取谵妄量表分析系统中的评分分级	映射\结构化

（六）衰弱评估

◉ FRAIL 衰弱筛查量表

模块名	参考标准
FRAIL 衰弱筛查量表	美国卫生信息传输标准(Health Level 7，HL7)。 中华人民共和国卫生行业标准 WS 445.12—2014 电子病历基本数据集 第12部分：入院记录

序号	数据元名称	值域/数据格式	数据元说明	数据加工类型
1	评估日期	YYYY-MM-DD	从病程记录等文本提取 FRAIL 衰弱筛查量表的评估日期	映射\结构化
2	评估人	文本	从病程记录等文本提取 FRAIL 衰弱筛查量表的评估人名称	映射\结构化

序号	数 据 元 名 称	值域/数据格式	数 据 元 说 明	数据加工类型
3	Fatigue 疲劳：在过去的一个月中,你感到疲劳吗?	有(1分);无(0分)	从病程记录等文本提取 FRAIL 衰弱筛查量表中患者 Fatigue 疲劳的评估结果	映射\结构化
4	Resistance 耐力：步行台阶登上一层楼,是否有困难?	有(1分);无(0分)	从病程记录等文本提取 FRAIL 衰弱筛查量表中患者 Resistance 耐力的评估结果	映射\结构化
5	Ambulation 自由步行能力：在不用任何辅助工具以及不用他人帮助的情况下,走完 100 米是否有困难?	有(1分);无(0分)	从病程记录等文本提取 FRAIL 衰弱筛查量表中患者 Ambulation 自由步行能力的评估结果	映射\结构化
6	Illness 慢性病：是否患有 5 种或以上的慢性疾病?	有(1分);无(0分)	从病程记录等文本提取 FRAIL 衰弱筛查量表中患者 Illness 慢性病的评估结果	映射\结构化
7	Lost 体重减轻：过去 6 个月中,你是否有体重减轻 5% 以上?	有(1分);无(0分)	从病程记录等文本提取 FRAIL 衰弱筛查量表中患者 Lost 体重减轻的评估结果	映射\结构化
8	衰弱筛查量表评估结果(分)	数值	从病程记录等文本提取 FRAIL 衰弱筛查量表中的总分值	映射\结构化
9	衰弱筛查量表评估分级	强壮(0分);衰弱前期(1~2分);衰弱(3~5分)	从病程记录等文本提取 FRAIL 衰弱筛查量表中的评估分级	映射\结构化

● FRIED 衰弱表型

模 块 名	参 考 标 准
FRIED 衰弱表型	美国卫生信息传输标准(Health Level 7,HL7)。 中华人民共和国卫生行业标准 WS 445.12—2014 电子病历基本数据集 第 12 部分：入院记录

序号	数 据 元 名 称	值域/数据格式	数 据 元 说 明	数据加工类型
1	评估日期	YYYY-MM-DD	从病程记录等文本提取 FRIED 衰弱表型的评估日期	映射\结构化
2	评估人	文本	从病程记录等文本提取 FRIED 衰弱表型的评估人名称	映射\结构化
3	体重下降：过去 1 年中,意外出现体重下降＞4.5 kg 或＞5%体重	是(1 分);否(0 分)	从病程记录等文本提取 FRIED 衰弱表型中患者体重下降的评估结果	映射\结构化
4	行走时间：行走 4.5 m 所用的时间(单位：s)	男性身高＞173 cm,用时≥6 s(1分);男性身高＞173 cm,用时＜6 s(0 分);男性身高≤173 cm,用时≥7 s(1 分);男性身高≤173 cm,用时＜7 s(0 分);女性身高＞159 cm,用时≥6 s(1 分);女性身高＞159 cm,用时＜6 s(0 分);女性身高≤159 cm,用时≥7 s(1 分);女性身高≤159 cm,用时＜7 s(0 分)	从病程记录等文本提取 FRIED 衰弱表型中患者行走时间的评估结果	映射\结构化

序号	数据元名称		值域/数据格式	数据元说明	数据加工类型
5	握力：(单位：kg)		男性 BMI≤24,握力≤29(1 分)；男性 BMI≤24,握力>29(0 分)；男性 BMI 24.1~28,握力≤30(1 分)；男性 BMI 24.1~28,握力>30(0 分)；男性 BMI>28,握力≤32(1 分)；男性 BMI>28,握力>32(0 分)；女性 BMI≤23,握力≤17(1 分)；女性 BMI≤23,握力>17(0 分)；女性 BMI 23.1~26,握力≤17.3(1 分)；女性 BMI 23.1~26,握力>17.3(0 分)；女性 BMI 26.1~29,握力≤18(1 分)；女性 BMI 26.1~29,握力>18(0 分)；女性 BMI>29,握力≤21(1 分)；女性 BMI>29,握力>21(0 分)	从病程记录等文本提取 FRIED 衰弱表型中患者握力的评估结果	映射\结构化
6	体力活动：每周活动量(MLTA)		男性每周活动量<383 kcal(约散步 2.5 h,1 分)；男性每周活动量≥383 kcal(约散步 2.5 h,0 分)；女性每周活动量<270 kcal(约散步 2 h,1 分)；女性每周活动量≥270 kcal(约散步 2 h,0 分)	从病程记录等文本提取 FRIED 衰弱表型中患者体力活动的评估结果	映射\结构化
7	疲乏(三项中,只要有一项得 1 分就计为 1 分；三项均为 0 分计为 0 分)	(1) CES-D 的任何一个问题得分 2~3 分	阴性(0 分)；阳性(1 分)	从病程记录等文本提取 FRIED 衰弱表型中患者疲乏-CES-D 的任何一个问题得分 2~3 分的评估结果	映射\结构化

序号	数据元名称		值域/数据格式	数据元说明	数据加工类型
8	疲乏(三项中,只要有一项得1分就计为1分;三项均为0分计为0分)	(2) 我感觉我做每一件事都需要经过努力(1周内发生天数)	0分:<1天(0分);1分:1~2天(0分);2分:3~4天(1分);3分:>4天(1分)	从病程记录等文本提取 FRIED 衰弱表型中患者疲乏-我感觉我做每一件事都需要经过努力的评估结果	映射\结构化
9		(3) 我不能向前行走(1周内发生天数)	0分:<1天(0分);1分:1~2天(0分);2分:3~4天(1分);3分:>4天(1分)	从病程记录等文本提取 FRIED 衰弱表型中患者疲乏-我不能向前行走的评估结果	映射\结构化
10	衰弱筛查量表评估结果(分)		数值	从病程记录等文本提取 FRIED 衰弱表型中的总分值	映射\结构化
11	衰弱筛查量表评估分级		强壮(0分);衰弱前期(1~2分);衰弱(3~5分)	从病程记录等文本提取 FRIED 衰弱表型中的评估分级	映射\结构化

◉ 社区衰弱老年人评估表(PRISMA-7)

模块名	参考标准
社区衰弱老年人评估表(PRISMA-7)	美国卫生信息传输标准(Health Level 7,HL7)。 中华人民共和国卫生行业标准 WS 445.12—2014 电子病历基本数据集 第12部分:入院记录

序号	数据元名称	值域/数据格式	数据元说明	数据加工类型
1	评估日期	YYYY-MM-DD	从病程记录等文本提取社区衰弱老年人评估表的评估日期	映射\结构化

序号	数 据 元 名 称	值域/数据格式	数 据 元 说 明	数据加工类型
2	您是否大于 85 岁?	是;否	从病程记录等文本提取社区衰弱老年人评估表中患者是否大于 85 岁的评估结果	映射\结构化
3	男性	是;否	从病程记录等文本提取社区衰弱老年人评估表中患者性别的评估结果	映射\结构化
4	您是否因任何健康问题而限制您的活动?	是;否	从病程记录等文本提取社区衰弱老年人评估表中患者是否因任何健康问题而限制自己的活动的评估结果	映射\结构化
5	您日常生活是否需要他人帮助	是;否	从病程记录等文本提取社区衰弱老年人评估表中患者日常生活是否需要他人帮助的评估结果	映射\结构化
6	您是否因任何健康问题必须待在家里	是;否	从病程记录等文本提取社区衰弱老年人评估表中患者是否因任何健康问题必须待在家里的评估结果	映射\结构化
7	您身边是否有人以备不时之需	是;否	从病程记录等文本提取社区衰弱老年人评估表中患者身边是否有人以备不时之需的评估结果	映射\结构化
8	您是否经常使用拐杖或轮椅来活动	是;否	从病程记录等文本提取社区衰弱老年人评估表中患者是否经常使用拐杖或轮椅来活动的评估结果	映射\结构化
9	总分	数值	从病程记录等文本提取社区衰弱老年人评估表中的总分值	映射\结构化
10	评估人	文本	从病程记录等文本提取社区衰弱老年人评估表的评估人名称	映射\结构化

（七）肌少症评估

【肌少症筛查】

◉ 简易五项评分问卷

模 块 名	参 考 标 准			
简易五项评分问卷	美国卫生信息传输标准（Health Level 7，HL7）。 中华人民共和国卫生行业标准 WS 445.12—2014 电子病历基本数据集 第 12 部分：入院记录			

序号	数 据 元 名 称	值域/数据格式	数 据 元 说 明	数据加工类型
1	评估日期	YYYY - MM - DD	从病程记录等文本提取简易五项评分问卷的评估日期	映射\结构化
2	评估人	文本	从病程记录等文本提取简易五项评分问卷的评估人名称	映射\结构化
3	力量（Strength）：您拿 4～5 kg 的物品是否感到困难？	没有困难（0 分）；有一些困难（1 分）；有很大困难/必须使用辅助工具/接受他人帮助/完全无法完成（2 分）	从病程记录等文本提取简易五项评分问卷中患者力量的评估结果	映射\结构化
4	行走（Assistance in walking）：每星期您能不休息连续步行（400 m）几次？	＞2 次/周（0 分）；1～2 次/周（1 分）；0 次/周（2 分）	从病程记录等文本提取简易五项评分问卷中患者行走的评估结果	映射\结构化
5	起身（Rise from a chair）：是否因为疾病或其他健康因素，您从床上或椅子上站起来或坐下有困难？	没有困难（0 分）；有一些困难（1 分）；有很大困难/必须使用辅助工具/接受他人帮助/完全无法完成（2 分）	从病程记录等文本提取简易五项评分问卷中患者起身的评估结果	映射\结构化

序号	数 据 元 名 称	值域/数据格式	数 据 元 说 明	数据加工类型
6	爬楼梯（Climb stairs）：您能在没有任何帮助的情况下，独立且不休息地连续爬10个台阶吗？	没有困难（0分）；有一些困难（1分）；有很大困难/必须使用辅助工具/接受他人帮助/完全无法完成（2分）	从病程记录等文本提取简易五项评分问卷中患者爬楼梯的评估结果	映射\结构化
7	跌倒（Fails）：过去一年中您跌倒过几次？	没有（0分）；1～3次（1分）；4次或以上（2分）	从病程记录等文本提取简易五项评分问卷中患者跌倒的评估结果	映射\结构化
8	简易五项评分结果（分）	数值	从病程记录等文本提取简易五项评分问卷中的总分值	映射\结构化

［注］总分≥4分：疑似肌少症。

◉ 小腿围测量

模 块 名	参 考 标 准
小腿围测量	美国卫生信息传输标准（Health Level 7，HL7）。 中华人民共和国卫生行业标准 WS 445.12—2014 电子病历基本数据集 第12部分：入院记录

序号	数 据 元 名 称	值域/数据格式	数 据 元 说 明	数据加工类型
1	测量日期	YYYY-MM-DD	从病程记录等文本提取小腿围测量的评估日期	映射\结构化
2	评估人	文本	从病程记录等文本提取小腿围测量的评估人名称	映射\结构化
3	性别	男性；女性	从病程记录等文本提取小腿围测量中患者的性别	映射\结构化
4	下肢水肿	无；左下肢水肿；右下肢水肿；双下肢水肿	从病程记录等文本提取小腿围测量中患者下肢水肿的评估结果	映射\结构化
5	左腿小腿最粗处周径（cm）	数值	从病程记录等文本提取小腿围测量中患者的左腿小腿最粗处周径（cm）	映射\结构化

序号	数 据 元 名 称	值域/数据格式	数 据 元 说 明	数据加工类型
6	右腿小腿最粗处周径（cm）	数值	从病程记录等文本提取小腿围测量中患者的左腿小腿最粗处周径（cm）	映射\结构化

［注］测量方法：取坐位，测量小腿最粗处的周径，重复测量两次，记录最大值。男性小腿围<34 cm,女性小腿围<33 cm 为异常。

【肌少症诊断】

◉ 肌少症诊断表

模 块 名	参 考 标 准
肌少症诊断表	美国卫生信息传输标准(Health Level 7，HL7)。 中华人民共和国卫生行业标准 WS 445.12—2014 电子病历基本数据集 第 12 部分：入院记录

序号	数 据 元 名 称		值域/数据格式	数 据 元 说 明	数据加工类型
1	性别		男性;女性	从病程记录等文本提取肌少症诊断表中患者的性别	映射\结构化
2	评估日期		YYYY-MM-DD	从病程记录等文本提取肌少症诊断表的评估日期	映射\结构化
3	评估人		文本	从病程记录等文本提取肌少症诊断表的评估人名称	映射\结构化
4	握力测定(标准：握力降低评分标准,男性<28 kg,女性<18 kg)	握力测定结果(kg)	数值	从病程记录等文本提取肌少症诊断表中患者的握力测定结果(kg)	映射\结构化
5		握力降低	有;无	从病程记录等文本提取肌少症诊断表中患者握力降低评估结果	映射\结构化

序号	数据元名称		值域/数据格式	数据元说明	数据加工类型
6	6米步行速度测定	速度(m/s)	数值	从病程记录等文本提取肌少症诊断表中患者6米步行的速度(m/s)	映射\结构化
7		步速降低	有;无(标准:步速<1 m/s为步速降低)	从病程记录等文本提取肌少症诊断表中患者步速降低的评估结果	映射\结构化
8	四肢骨骼肌含量	测定方法	双能X线吸收法(DXA);多频生物电阻抗(BIA)	从病程记录等文本提取肌少症诊断表中患者四肢骨骼肌含量的测定方法	映射\结构化
9		四肢骨骼肌含量测量结果(kg/m^2)	数值	从病程记录等文本提取肌少症诊断表中患者四肢骨骼肌含量测量结果(kg/m^2)	映射\结构化
10		骨骼肌含量减少	有;无	从病程记录等文本提取肌少症诊断表中患者骨骼肌含量减少的评估结果	映射\结构化

[注]骨骼肌含量减少判断,DXA结果:男<7.0 kg/m^2,女<5.4 kg/m^2,判断为减少。BIA结果:男<7.0 kg/m^2,女<5.7 kg/m^2,判断为减少。

(八) 疼痛评估

◉ 视觉模拟量表(VAS)

模块名	参考标准
视觉模拟量表(VAS)	美国卫生信息传输标准(Health Level 7,HL7)。 中华人民共和国卫生行业标准 WS 445.12—2014 电子病历基本数据集 第12部分:入院记录

序号	数据元名称	值域/数据格式	数据元说明	数据加工类型
1	评估日期	YYYY-MM-DD	从病程记录等文本提取视觉模拟量表的评估日期	映射\结构化
2	评估人	文本	从病程记录等文本提取视觉模拟量表的评估人名称	映射\结构化
3	疼痛部位	文本	从病程记录等文本提取视觉模拟量表中患者的疼痛部位	映射\结构化
4	疼痛性质	文本	从病程记录等文本提取视觉模拟量表中患者的疼痛性质	映射\结构化
5	VAS疼痛评估评分结果(分)	数值	从病程记录等文本提取视觉模拟量表中的评分结果	映射\结构化
6	VAS疼痛评估分级	无痛 0 分；轻微疼痛 1~4 分(如不适、重物压迫感、钝性疼痛、炎性痛等)；中度疼痛 5~6 分(如跳痛或痉挛、烧灼痛、挤压感或刺痛、触痛或压痛)；严重疼痛 7~9 分(如妨碍正常活动)；剧烈疼痛 10 分(难以忍受)	从病程记录等文本提取视觉模拟量表中的评估分级	映射\结构化

◉ 数字评估量表(NRS)

模块名	参考标准
数字评估量表(NRS)	美国卫生信息传输标准(Health Level 7，HL7)。 中华人民共和国卫生行业标准 WS 445.12—2014 电子病历基本数据集 第 12 部分：入院记录

序号	数 据 元 名 称	值域/数据格式	数 据 元 说 明	数据加工类型
1	评估日期	YYYY‐MM‐DD	从病程记录等文本提取数字评估量表的评估日期	映射\结构化
2	评估人	文本	从病程记录等文本提取数字评估量表的评估人名称	映射\结构化
3	疼痛部位	文本	从病程记录等文本提取数字评估量表中患者的疼痛部位	映射\结构化
4	疼痛性质	文本	从病程记录等文本提取数字评估量表中患者的疼痛性质	映射\结构化
5	NRS 疼痛评估评分结果(分)	数值	从病程记录等文本提取数字评估量表中的评分结果	映射\结构化
6	NRS 疼痛评估分级	无痛 0 分;轻微疼痛 1 分(安静平卧不痛,翻身咳嗽时疼痛);轻微疼痛 2 分(咳嗽疼痛,深呼吸不痛);轻微疼痛 3 分(安静平卧不痛,咳嗽深呼吸疼痛);中度疼痛 4 分(安静平卧时,间歇疼痛);中度疼痛 5 分(安静平卧时,持续疼痛);中度疼痛 6 分(安静平卧时,疼痛较重);重度疼痛 7 分(疼痛较重,翻转不安,无法入睡);重度疼痛 8 分(持续疼痛难忍,全身大汗);重度疼痛 9 分(持续疼痛,无法忍受);剧烈疼痛 10 分(难以忍受)	从病程记录等文本提取数字评估量表中的评估分级	映射\结构化

（九）共病评估

◉ 老年病累积疾病评定量表（CIRS-G）

模　块　名	参　考　标　准
老年病累积疾病评定量表（CIRS-G）	美国卫生信息传输标准（Health Level 7，HL7）。 中华人民共和国卫生行业标准 WS 445.12—2014 电子病历基本数据集 第12部分：入院记录

序号	数据元名称	值域/数据格式	数据元说明	数据加工类型
1	评估日期	YYYY-MM-DD	从病程记录等文本提取老年病累积疾病评定量表的评估日期	映射\结构化
2	评估人	文本	从病程记录等文本提取老年病累积疾病评定量表的评估人名称	映射\结构化
3	心脏系统：（冠心病、心梗、瓣膜性心脏病、充血性心力衰竭、心律不齐、其他）	0分；1分；2分；3分；4分	从病程记录等文本提取老年病累积疾病评定量表中患者心脏系统疾病的评估结果	映射\结构化
4	高血压	0分；1分；2分；3分；4分	从病程记录等文本提取老年病累积疾病评定量表中患者高血压的评估结果	映射\结构化
5	血管及造血系统（周围血管阻塞性疾病、贫血、血细胞增生异常、凝血异常、淋巴系统疾病、其他）	0分；1分；2分；3分；4分	从病程记录等文本提取老年病累积疾病评定量表中患者血管及造血系统疾病的评估结果	映射\结构化
6	呼吸系统（肺结核、肺气肿、慢性支气管炎、哮喘、肺炎、尘肺症、肿瘤、其他）	0分；1分；2分；3分；4分	从病程记录等文本提取老年病累积疾病评定量表中患者呼吸系统疾病的评估结果	映射\结构化

序号	数 据 元 名 称	值域/数据格式	数 据 元 说 明	数据加工类型
7	眼、耳、鼻、咽、喉(白内障、青光眼、黄斑退化、视神经萎缩、视网膜病变、牙周病、牙齿缺损、失聪、眩晕、良性肿瘤、恶性肿瘤、其他)	0分;1分;2分;3分;4分	从病程记录等文本提取老年病累积疾病评定量表中患者眼、耳、鼻、咽、喉疾病的评估结果	映射\结构化
8	上消化道系统(胃炎、溃疡、出血、功能性障碍、良性肿瘤、恶性肿瘤、其他)	0分;1分;2分;3分;4分	从病程记录等文本提取老年病累积疾病评定量表中患者上消化道系统疾病的评估结果	映射\结构化
9	下消化道系统(出血、痔疮、大便失禁、良性肿瘤、恶性肿瘤、其他)	0分;1分;2分;3分;4分	从病程记录等文本提取老年病累积疾病评定量表中患者下消化道系统疾病的评估结果	映射\结构化
10	肝胆系统(急性肝炎、脂肪肝、急性重症肝炎、肝硬化、慢性病毒性肝炎、良性肿瘤、恶性肿瘤、胆结石、胰腺炎、其他)	0分;1分;2分;3分;4分	从病程记录等文本提取老年病累积疾病评定量表中患者肝胆系统疾病的评估结果	映射\结构化
11	肾脏(肾小球炎、感染、肾结石、慢性肾功能不全、良性肿瘤、恶性肿瘤、肾衰竭包括血透、其他)	0分;1分;2分;3分;4分	从病程记录等文本提取老年病累积疾病评定量表中患者肾脏疾病的评估结果	映射\结构化
12	泌尿生殖系统(前列腺增生、尿失禁、阴道炎、良性肿瘤、恶性肿瘤、其他)	0分;1分;2分;3分;4分	从病程记录等文本提取老年病累积疾病评定量表中患者泌尿生殖系统疾病的评估结果	映射\结构化

序号	数据元名称	值域/数据格式	数据元说明	数据加工类型
13	肌肉骨骼系统/皮肤（关节炎、痛风、骨折、肌腱或其他软组织炎、骨质疏松、其他）	0分；1分；2分；3分；4分	从病程记录等文本提取老年病累积疾病评定量表中患者肌肉骨骼系统/皮肤疾病的评估结果	映射\结构化
14	中枢及周围性神经系统（脑栓塞或出血、帕金森综合征、外伤、癫痫、良性肿瘤、恶性肿瘤、其他）	0分；1分；2分；3分；4分	从病程记录等文本提取老年病累积疾病评定量表中患者中枢及周围性神经系统疾病的评估结果	映射\结构化
15	内分泌代谢系统和乳腺（糖尿病无并发症，糖尿病合并视网膜病变，肾脏病变或是周围神经病变，甲状腺基恩那个亢进或低下，高脂血症、其他）	0分；1分；2分；3分；4分	从病程记录等文本提取老年病累积疾病评定量表中患者内分泌代谢系统和乳腺疾病的评估结果	映射\结构化
16	精神行为疾病（失智、抑郁症、精神分裂症、谵妄、其他）	0分；1分；2分；3分；4分	从病程记录等文本提取老年病累积疾病评定量表中患者精神行为疾病的评估结果	映射\结构化
17	总分	数值	从病程记录等文本提取老年病累积疾病评定量表中的总分值	映射\结构化

［注］0分：无。

1分：有疾病诊断，但此疾病不影响日常生活之正常功能，不需要特别治疗，或者治疗后没有影响到日常之生活机能（若是曾经有癌症诊断，且过去10年内没有药物治疗、复发或是后遗症者算是轻度）。

2分：需要每天规律服药控制的疾病，或者疾病对于日常生活有中等程度影响（若是曾经有癌症诊断，且过去5年内没有药物治疗、复发或是后遗症者算是中度）。

3分：需要复合三种以上药物治疗或者第一线用药以外治疗的疾病，合并有日常生活功能明显受限的状况（若是有癌症诊断，且过去5年内曾经接受任何治疗方式如化疗、放疗、荷尔蒙治疗或是手术治疗者）。

4分：日常生活功能严重受限，慢性疾病在使用最大限度地药物治疗仍然只能部分控制疾病的症状或者严重度，如充血性心力衰竭、慢性阻塞性肺部末期；或者是非常急性疾病需要立即进行介入治疗者，如急性心肌梗死、急性中风、急性胃肠道出血、急性骨折等需要立即处理否则将危及生命的状况（癌症复发且危及生命，使用各种资料方式皆无法控制，或者接受缓和治疗的癌症）。

● 查尔森共病指数（Charlson）

模 块 名	参 考 标 准
查尔森共病指数（Charlson）	美国卫生信息传输标准（Health Level 7，HL7）。 中华人民共和国卫生行业标准 WS 445.12—2014 电子病历基本数据集 第12部分：入院记录

序号	数据元名称	值域/数据格式	数据元说明	数据加工类型
1	评估日期	YYYY‐MM‐DD	从病程记录等文本提取查尔森共病指数的评估日期	映射\结构化
2	评估人	文本	从病程记录等文本提取查尔森共病指数的评估人名称	映射\结构化
3	年龄（岁）	<50(0分)；50～59(1分)；60～69(2分)；70～79(3分)；≥80(4分)	从病程记录等文本提取查尔森共病指数中患者的年龄（岁）	映射\结构化
4	心肌梗死	有(1分)；无(0分)	从病程记录等文本提取查尔森共病指数中患者心肌梗死的评估结果	映射\结构化
5	充血性心力衰竭病史	有(1分)；无(0分)	从病程记录等文本提取查尔森共病指数中患者充血性心力衰竭病史的评估结果	映射\结构化
6	周围血管病	有(1分)；无(0分)	从病程记录等文本提取查尔森共病指数中患者周围血管病的评估结果	映射\结构化
7	脑血管意外及短暂性脑缺血	有(1分)；无(0分)	从病程记录等文本提取查尔森共病指数中患者脑血管意外及短暂性脑缺血的评估结果	映射\结构化
8	痴呆	有(1分)；无(0分)	从病程记录等文本提取查尔森共病指数中患者痴呆的评估结果	映射\结构化
9	慢性阻塞性肺疾病	有(1分)；无(0分)	从病程记录等文本提取查尔森共病指数中患者慢性阻塞性肺疾病的评估结果	映射\结构化

序号	数 据 元 名 称	值域/数据格式	数 据 元 说 明	数据加工类型
10	结缔组织病史	有(1分);无(0分)	从病程记录等文本提取查尔森共病指数中患者结缔组织病史的评估结果	映射\结构化
11	消化道溃疡	有(1分);无(0分)	从病程记录等文本提取查尔森共病指数中患者消化道溃疡的评估结果	映射\结构化
12	肝病	无(0分);有,轻度:慢性肝炎(或无门静脉高压的肝硬化,1分);有,中重度:伴有门静脉高压的肝硬化(无论有否门脉出血史,3分)	从病程记录等文本提取查尔森共病指数中患者肝病的评估结果	映射\结构化
13	糖尿病	无(0分);未经治疗的糖尿病(0分);经治疗的糖尿病(1分);存在靶器官损害的糖尿病(2分)	从病程记录等文本提取查尔森共病指数中患者糖尿病的评估结果	映射\结构化
14	偏瘫	有(2分);无(0分)	从病程记录等文本提取查尔森共病指数中患者偏瘫的评估结果	映射\结构化
15	中重度慢性肾病	有(2分);无(0分)	从病程记录等文本提取查尔森共病指数中患者中重度慢性肾病的评估结果	映射\结构化
16	局限实体恶性肿瘤	有(2分);无(0分)	从病程记录等文本提取查尔森共病指数中患者局限实体恶性肿瘤的评估结果	映射\结构化
17	存在转移的实体恶性肿瘤	有(6分);无(0分)	从病程记录等文本提取查尔森共病指数中患者存在转移的实体恶性肿瘤的评估结果	映射\结构化
18	白血病	有(2分);无(0分)	从病程记录等文本提取查尔森共病指数中患者白血病的评估结果	映射\结构化
19	淋巴瘤	有(2分);无(0分)	从病程记录等文本提取查尔森共病指数中患者淋巴瘤的评估结果	映射\结构化

序号	数据元名称	值域/数据格式	数据元说明	数据加工类型
20	获得性免疫缺陷综合征	有(6分);无(0分)	从病程记录等文本提取查尔森共病指数中患者获得性免疫缺陷综合征的评估结果	映射\结构化
21	aCCI 评分	数值	从病程记录等文本提取查尔森共病指数中aCCI 评分	映射\结构化
22	10年生存率预期概率(%)	数值	从病程记录等文本提取查尔森共病指数中患者10年生存率预期概率(%)	映射\结构化

（十）睡眠评估

◉ 匹兹堡睡眠质量指数量表

模块名		参考标准
匹兹堡睡眠质量指数量表		美国卫生信息传输标准(Health Level 7，HL7)。 中华人民共和国卫生行业标准 WS 445.12—2014 电子病历基本数据集 第12部分：入院记录

序号	数据元名称		值域/数据格式	数据元说明	数据加工类型
1	评估日期		YYYY-MM-DD	从病程记录等文本提取匹兹堡睡眠质量指数量表的评估日期	映射\结构化
2	评估人		文本	从病程记录等文本提取匹兹堡睡眠质量指数量表的评估人名称	映射\结构化
3	请按您近1个月的睡眠实际情况填写答案	近1个月,晚上上床睡觉通常在几点钟?	数值	从病程记录等文本提取匹兹堡睡眠质量指数量表中患者近1个月,晚上上床睡觉通常在几点钟	映射\结构化

序号	数 据 元 名 称		值域/数据格式	数 据 元 说 明	数据加工类型
4	请按您近1个月的睡眠实际情况填写答案	近1个月,从上床到入睡通常需要多少分钟	≤15 min(0分);16～30 min(1分);31～60 min(2分);≥60 min(3分)	从病程记录等文本提取匹兹堡睡眠质量指数量表中患者近1个月,从上床到入睡通常需要多少分钟的评估结果	映射\结构化
5		近1个月,通常早上几点起床?	数值	从病程记录等文本提取匹兹堡睡眠质量指数量表中患者近1个月,通常早上几点起床	映射\结构化
6		近1个月,每夜通常实际睡眠几小时?(不等于卧床时间)	数值	从病程记录等文本提取匹兹堡睡眠质量指数量表中患者近1个月,每夜通常实际睡眠几小时	映射\结构化
7	近1个月,因下列情况影响睡眠而烦恼	入睡困难(30 min内不能入睡)	无(0分);<1次/周(1分);1～2次/周(2分);≥3次/周(3分)	从病程记录等文本提取匹兹堡睡眠质量指数量表中患者入睡困难次数的评估结果	映射\结构化
8		夜间易醒或早醒	无(0分);<1次/周(1分);1～2次/周(2分);≥3次/周(3分)	从病程记录等文本提取匹兹堡睡眠质量指数量表中患者夜间易醒或早醒次数的评估结果	映射\结构化
9		夜间去厕所	无(0分);<1次/周(1分);1～2次/周(2分);≥3次/周(3分)	从病程记录等文本提取匹兹堡睡眠质量指数量表中患者夜间去厕所次数的评估结果	映射\结构化
10		呼吸不畅	无(0分);<1次/周(1分);1～2次/周(2分);≥3次/周(3分)	从病程记录等文本提取匹兹堡睡眠质量指数量表中患者呼吸不畅次数的评估结果	映射\结构化
11		咳嗽或鼾声高	无(0分);<1次/周(1分);1～2次/周(2分);≥3次/周(3分)	从病程记录等文本提取匹兹堡睡眠质量指数量表中患者咳嗽或鼾声高次数的评估结果	映射\结构化

序号	数据元名称	值域/数据格式	数据元说明	数据加工类型
12		感觉冷	无(0分);<1次/周(1分);1~2次/周(2分);≥3次/周(3分)	从病程记录等文本提取匹兹堡睡眠质量指数量表中患者感觉冷次数的评估结果	映射\结构化
13		感觉热	无(0分);<1次/周(1分);1~2次/周(2分);≥3次/周(3分)	从病程记录等文本提取匹兹堡睡眠质量指数量表中患者感觉热次数的评估结果	映射\结构化
14		做噩梦	无(0分);<1次/周(1分);1~2次/周(2分);≥3次/周(3分)	从病程记录等文本提取匹兹堡睡眠质量指数量表中患者做噩梦次数的评估结果	映射\结构化
15		疼痛不适	无(0分);<1次/周(1分);1~2次/周(2分);≥3次/周(3分)	从病程记录等文本提取匹兹堡睡眠质量指数量表中患者疼痛不适次数的评估结果	映射\结构化
16	近1个月,因下列情况影响睡眠而烦恼	其他影响睡眠的事情	无(0分);<1次/周(1分);1~2次/周(2分);≥3次/周(3分)	从病程记录等文本提取匹兹堡睡眠质量指数量表中患者其他影响睡眠的事情次数的评估结果	映射\结构化
17		近1个月,总的来说,您认为您的睡眠质量	很好(0分);较好(1分);较差(2分);很差(3分)	从病程记录等文本提取匹兹堡睡眠质量指数量表中患者近1个月,总的来说,睡眠质量的评估结果	映射\结构化
18		近1个月,您用药物催眠的情况	无(0分);<1次/周(1分);1~2次/周(2分);≥3次/周(3分)	从病程记录等文本提取匹兹堡睡眠质量指数量表中患者近1个月您用药物催眠的情况次数的评估结果	映射\结构化
19		近1个月,您常感到困倦吗?	无(0分);<1次/周(1分);1~2次/周(2分);≥3次/周(3分)	从病程记录等文本提取匹兹堡睡眠质量指数量表中患者近1个月,常感到困倦次数的评估结果	映射\结构化
20		近1个月,您做事情的精力不足吗?	没有(0分);偶尔有(1分);有时有(2分);经常有(3分)	从病程记录等文本提取匹兹堡睡眠质量指数量表中患者近1个月,做事情的精力不足的评估结果	映射\结构化

序号	数据元名称		值域/数据格式	数据元说明	数据加工类型
21		睡眠质量:条目17计分	很好(0分);较好(1分);较差(2分);很差(3分)	从病程记录等文本提取匹兹堡睡眠质量指数量表中患者睡眠质量的评估结果	映射\结构化
22		入睡时间:条目4和7计分累计	0分(0分);1~2分(1分);3~4分(2分);5~6分(3分)	从病程记录等文本提取匹兹堡睡眠质量指数量表中患者入睡时间的评估结果	映射\结构化
23		睡眠时间:条目6计分	>7 h(0分);6~7 h(不含6 h,1分);5~6 h(含6 h,2分);<5 h(3分)	从病程记录等文本提取匹兹堡睡眠质量指数量表中患者睡眠时间的评估结果	映射\结构化
24	计分方法:根据上表结果,按照以下标准计分	睡眠效率:以条目3、5、6的应答计算睡眠效率{睡眠效率=条目6(睡眠时间)/[条目5(起床时间)-条目3(上床时间)]×100%}	>85%(0分);75%~85%(不含75%,1分);65%~75%(含75%,2分);<65%(3分)	从病程记录等文本提取匹兹堡睡眠质量指数量表中患者睡眠效率的评估结果	映射\结构化
25		睡眠障碍:条目8~16计分累计	0分(0分);1~9(1分);10~18分(2分);19~27分(3分)	从病程记录等文本提取匹兹堡睡眠质量指数量表中患者睡眠障碍的评估结果	映射\结构化
26		催眠药物:条目18计分	无(0分);<1次/周(1分);1~2次/周(2分);≥3次/周(3分)	从病程记录等文本提取匹兹堡睡眠质量指数量表中患者催眠药物的评估结果	映射\结构化
27		日间功能障碍:条目19和20的计分累计	0分(0分);1~2分(1分);3~4分(2分);5~6分(3分)	从病程记录等文本提取匹兹堡睡眠质量指数量表中患者日间功能障碍的评估结果	映射\结构化
28		总分(分)	数值	从病程记录等文本提取匹兹堡睡眠质量指数量表中的总分值	映射\结构化

序号	数据元名称	值域/数据格式	数据元说明	数据加工类型
29	评估分级	0～5分：睡眠质量很好；6～10分：睡眠质量还行；11～15分：睡眠质量一般；16～21分：睡眠质量很差	从病程记录等文本提取匹兹堡睡眠质量指数量表中的评估分级	映射\结构化

◉ 阿森斯失眠量表

模块名	参考标准
阿森斯失眠量表	美国卫生信息传输标准（Health Level 7，HL7）。 中华人民共和国卫生行业标准 WS 445.12—2014 电子病历基本数据集 第12部分：入院记录

序号	数据元名称	值域/数据格式	数据元说明	数据加工类型
1	评估日期	YYYY-MM-DD	从病程记录等文本提取阿森斯失眠量表的评估日期	映射\结构化
2	评估人	文本	从病程记录等文本提取阿森斯失眠量表的评估人名称	映射\结构化
3	入睡时间（关灯后到睡着的时间）	没问题(0分)；轻微延迟(1分)；显著延迟(2分)；延迟严重或没有睡觉(3分)	从病程记录等文本提取阿森斯失眠量表中患者入睡时间的评估结果	映射\结构化
4	夜间苏醒	没问题(0分)；轻微影响(1分)；显著影响(2分)；严重影响或没有睡觉(3分)	从病程记录等文本提取阿森斯失眠量表中患者夜间苏醒的评估结果	映射\结构化
5	比期望的时间早醒	没问题(0分)；轻微提早(1分)；显著提早(2分)；严重提早或没有睡觉(3分)	从病程记录等文本提取阿森斯失眠量表中患者比期望的时间早醒的评估结果	映射\结构化

序号	数据元名称	值域/数据格式	数据元说明	数据加工类型
6	总睡眠时间	足够(0分);轻微不足(1分);显著不足(2分);严重不足或没有睡觉(3分)	从病程记录等文本提取阿森斯失眠量表中患者总睡眠时间的评估结果	映射\结构化
7	总睡眠质量(无论睡多长)	满意(0分);轻微不满(1分);显著不满(2分);严重不满或没有睡觉(3分)	从病程记录等文本提取阿森斯失眠量表中患者总睡眠质量的评估结果	映射\结构化
8	白天情绪	正常(0分);轻微低落(1分);显著低落(2分);严重低落(3分)	从病程记录等文本提取阿森斯失眠量表中患者白天情绪的评估结果	映射\结构化
9	白天身体功能(体力或精神:如记忆力、认知力、注意力等)	足够(0分);轻微影响(1分);显著影响(2分);严重影响(3分)	从病程记录等文本提取阿森斯失眠量表中患者白天身体功能的评估结果	映射\结构化
10	白天思睡	无思睡(0分);轻微思睡(1分);显著思睡(2分);严重思睡(3分)	从病程记录等文本提取阿森斯失眠量表中患者白天思睡的评估结果	映射\结构化
11	总分(分)	数值	从病程记录等文本提取阿森斯失眠量表中的总分值	映射\结构化
12	评估分级	0～3分:无睡眠障碍;4～6分:可疑失眠;7～24分:失眠	从病程记录等文本提取阿森斯失眠量表中的评估分级	映射\结构化

● 失眠严重程度指数量表(ISI)

模块名	参考标准
失眠严重程度指数量表(ISI)	美国卫生信息传输标准(Health Level 7,HL7)。 中华人民共和国卫生行业标准 WS 445.12—2014 电子病历基本数据集 第12部分:入院记录

序号	数据元名称		值域/数据格式	数据元说明	数据加工类型
1	评估日期		YYYY-MM-DD	从病程记录等文本提取失眠严重程度指数量表的评估日期	映射\结构化
2	描述您过去2周睡眠问题的严重程度	入睡困难	无（0分）；轻度（1分）；中度（2分）；重度（3分）；极重度（4分）	从病程记录等文本提取失眠严重程度指数量表中患者入睡困难的评估结果	映射\结构化
3		难以维持睡眠	无（0分）；轻度（1分）；中度（2分）；重度（3分）；极重度（4分）	从病程记录等文本提取失眠严重程度指数量表中患者难以维持睡眠的评估结果	映射\结构化
4		早醒	无（0分）；轻度（1分）；中度（2分）；重度（3分）；极重度（4分）	从病程记录等文本提取失眠严重程度指数量表中患者早醒的评估结果	映射\结构化
5	您对过去两周的睡眠状况满意度如何？		很满意（0分）；满意（1分）；一般（2分）；不满意（3分）；很不满意（4分）	从病程记录等文本提取失眠严重程度指数量表中患者对过去两周的睡眠状况满意度的评估结果	映射\结构化
6	您认为您的睡眠问题在多大程度上干扰了您的日常功能（如：日间疲劳、处理工作和日常事务的能力、注意力、记忆力、情绪等）		没有干扰（0分）；轻微（1分）；有些（2分）；较多（3分）；很多干扰（4分）	从病程记录等文本提取失眠严重程度指数量表中患者睡眠问题在多大程度上干扰了日常功能的评估结果	映射\结构化
7	与其他人相比，您的睡眠问题对您的生活质量有多大程度的影响或损害		没有（0分）；一点（1分）；有些（2分）；较多（3分）；很多（4分）	从病程记录等文本提取失眠严重程度指数量表中患者与其他人相比，睡眠问题对生活质量有多大程度的影响或损害的评估结果	映射\结构化
8	您对自己当前睡眠问题有多大程度的忧虑/苦恼		没有（0分）；一点（1分）；有些（2分）；较多（3分）；很多（4分）	从病程记录等文本提取失眠严重程度指数量表中患者对自己当前睡眠问题有多大程度的忧虑/苦恼的评估结果	映射\结构化

序号	数 据 元 名 称	值域/数据格式	数 据 元 说 明	数据加工类型
9	总分	数值	从病程记录等文本提取失眠严重程度指数量表的总分值	映射\结构化
10	评估人	文本	从病程记录等文本提取失眠严重程度指数量表的评估人名称	映射\结构化
11	评估分级	0~7分：无临床意义的失眠；8~14分：亚临床失眠；15~21分：临床失眠（中度）；22~28分：临床失眠（重度）	从病程记录等文本提取失眠严重程度指数量表的评估分级	映射\结构化

（十一）用药评估

◉ 多重用药评估

模 块 名	参 考 标 准
多重用药评估	美国卫生信息传输标准（Health Level 7，HL7）。 中华人民共和国卫生行业标准 WS 445.12—2014 电子病历基本数据集 第12部分：入院记录

序号	数 据 元 名 称	值域/数据格式	数 据 元 说 明	数据加工类型
1	评估日期	YYYY‐MM‐DD	从病程记录等文本提取多重用药评估的评估日期	映射\结构化
2	评估人	文本	从病程记录等文本提取多重用药评估的评估人名称	映射\结构化
3	潜在药物不良反应风险	有；无	从病程记录等文本提取多重用药评估中潜在药物不良反应风险的评估结果	映射\结构化

［注］BEERS标准，参见附录2。

（十二）视力评估

◉ 视力筛查

模块名	参 考 标 准			
视力筛查	美国卫生信息传输标准（Health Level 7，HL7）。 中华人民共和国卫生行业标准 WS 445.12—2014 电子病历基本数据集 第 12 部分：入院记录			

序号	数 据 元 名 称	值域/数据格式	数 据 元 说 明	数据加工类型
1	评估日期	YYYY-MM-DD	从病程记录等文本提取视力筛查的评估日期	映射\结构化
2	评估人	文本	从病程记录等文本提取视力筛查的评估人名称	映射\结构化
3	配镜史	无;有(若有,眼科专科随访)	从病程记录等文本提取视力筛查中患者配镜史的评估结果	映射\结构化
4	视力障碍病史	无;有(若有,眼科专科随访)	从病程记录等文本提取视力筛查中患者视力障碍病史的评估结果	映射\结构化
5	从事日常活动时,会因视力不佳受影响	无;有(若有,眼科专科就诊)	从病程记录等文本提取视力筛查中患者从事日常活动时,会因视力不佳受影响的评估结果	映射\结构化
6	Snellen 视力表<20/40	无;有(若有,眼科专科就诊)	从病程记录等文本提取视力筛查中患者 Snellen 视力表<20/40 的评估结果	映射\结构化
7	视力简便筛检:请受试者阅读床边的报纸标题和文字进行简单的初评	无异常;有异常(若是,眼科专科就诊)	从病程记录等文本提取视力筛查中患者视力简便筛检的评估结果	映射\结构化

［注］Snellen 视力表,参见附录 3。

（十三）听力评估

◉ **听力筛查**

模块名	参 考 标 准
听力筛查	美国卫生信息传输标准（Health Level 7，HL7）。 中华人民共和国卫生行业标准 WS 445.12—2014 电子病历基本数据集 第 12 部分：入院记录

序号	数据元名称		值域/数据格式	数据元说明	数据加工类型
1	评估日期		YYYY‑MM‑DD	从病程记录等文本提取听力筛查的评估日期	映射\结构化
2	评估人		文本	从病程记录等文本提取听力筛查的评估人名称	映射\结构化
3	耳语测试	听力异常	无;有（若选此项,五官科专科就诊）	从病程记录等文本提取听力筛查中患者耳语测试,听力异常的评估结果	映射\结构化
4	听力测量	听力测量仪设定在 40 dB,测定 1 000 及 2 000 Hz 时的听力	双耳都能听到;左耳听不到（若选此项,五官科专科就诊）;右耳听不到（若选此项,五官科专科就诊）;双耳均听不到（若选此项,五官科专科就诊）	从病程记录等文本提取听力筛查中听力测量仪设定在 40 dB,测定 1 000 及 2 000 Hz 时的听力的评估结果	映射\结构化

[注] 耳语测试检查前排除耳垢阻塞或中耳炎。采用简易方法,站在受检者后方约 15 cm,气音说出几个字,若受检查者不能重复说出一半以上的字时,则表示可能有听力方面的问题。

（十四）口腔评估

◉ **口腔评估量表**

模块名	参 考 标 准
口腔评估量表	美国卫生信息传输标准（Health Level 7，HL7）。 中华人民共和国卫生行业标准 WS 445.12—2014 电子病历基本数据集 第 12 部分：入院记录

序号	数 据 元 名 称	值域/数据格式	数 据 元 说 明	数据加工类型
1	评估日期	YYYY‑MM‑DD	从病程记录等文本提取口腔评估量表的评估日期	映射\结构化
2	评估人	文本	从病程记录等文本提取口腔评估量表的评估人名称	映射\结构化
3	有无牙齿脱落	无;有(若有,口腔专科就诊)	从病程记录等文本提取口腔评估量表中患者牙齿脱落的评估结果	映射\结构化
4	若有假牙,佩戴有无不适感	无;有(若有,口腔专科就诊)	从病程记录等文本提取口腔评估量表中患者若有假牙,佩戴有无不适感的评估结果	映射\结构化
5	有无口腔问题而影响进食	无;有(若有,口腔专科就诊)	从病程记录等文本提取口腔评估量表中患者有无口腔问题而影响进食的评估结果	映射\结构化

(十五) 尿失禁评估

◉ 尿失禁问卷简表

模 块 名	参 考 标 准
尿失禁问卷简表	美国卫生信息传输标准(Health Level 7,HL7)。 中华人民共和国卫生行业标准 WS 445.12—2014 电子病历基本数据集 第12部分:入院记录

序号	数 据 元 名 称	值域/数据格式	数 据 元 说 明	数据加工类型
1	评估日期	YYYY‑MM‑DD	从病程记录等文本提取尿失禁问卷简表的评估日期	映射\结构化
2	评估人	文本	从病程记录等文本提取尿失禁问卷简表的评估人名称	映射\结构化
3	出生日期	YYYY‑MM‑DD	从病程记录等文本提取尿失禁问卷简表中患者出生日期	映射\结构化

序号	数据元名称	值域/数据格式	数据元说明	数据加工类型
4	性别	男性;女性	从病程记录等文本提取尿失禁问卷简表中患者性别	映射\结构化
5	您漏尿的次数	从来不漏尿(0分);一星期大约漏尿1次或经常不到1次(1分);一星期漏尿2次或3次(2分);每天大约漏尿1次(3分);一天漏尿数次(4分);一直漏尿(5分)	从病程记录等文本提取尿失禁问卷简表中患者漏尿次数的评估结果	映射\结构化
6	通常情况下,您认为自己漏尿的量是多少?(不管是否使用了防护用品)	不漏尿(0分);少量漏尿(2分);中等量漏尿(4分);大量漏尿(6分)	从病程记录等文本提取尿失禁问卷简表中患者漏尿的量的评估结果	映射\结构化
7	总体上看,漏尿对您日常生活影响程度如何?(0分表示没有影响,10分表示有很大影响)	0分;1分;2分;3分;4分;5分;6分;7分;8分;9分;10分	从病程记录等文本提取尿失禁问卷简表中患者漏尿对日常生活影响程度的评估结果	映射\结构化
8	ICI-Q-SF评分结果(分)	数值	从病程记录等文本提取尿失禁问卷简表中患者ICI-Q-SF评分结果(分)	映射\结构化
9	您什么时候发生漏尿	从不漏尿;未能到达厕所就会有尿液漏出;在咳嗽或打喷嚏时漏尿;在睡着时漏尿;在活动或体育运动时漏尿;在小便完和穿好衣服时漏尿;在没有明显理由的情况下漏尿;在所有时间内漏尿	从病程记录等文本提取尿失禁问卷简表中患者发生漏尿的时间的评估结果	映射\结构化

[注] 许多患者时常漏尿,该表将用于调查尿失禁的发生率和尿失禁对患者的影响程度。患者仔细回想近四周来的症状,尽可能回答以上问题。

（十六）压疮评估

◉ Norton 压力性损伤风险评估

模 块 名	参 考 标 准
Norton 压力性损伤风险评估	美国卫生信息传输标准（Health Level 7，HL7）。 中华人民共和国卫生行业标准 WS 445.12—2014 电子病历基本数据集 第 12 部分：入院记录

序号	数 据 元 名 称	值域/数据格式	数 据 元 说 明	数据加工类型
1	评估日期	YYYY－MM－DD	从病程记录等文本提取 Norton 压力性损伤风险评估的评估日期	映射\结构化
2	评估人	文本	从病程记录等文本提取 Norton 压力性损伤风险评估的评估人名称	映射\结构化
3	一般身体状况	非常差（1 分）；虚弱（2 分）；一般（3 分）；良好（4 分）	从病程记录等文本提取 Norton 压力性损伤风险评估中患者一般身体状况的评估结果	映射\结构化
4	精神状况	昏迷（1 分）；谵妄（2 分）；淡漠（3 分）；清楚（4 分）	从病程记录等文本提取 Norton 压力性损伤风险评估中患者精神状况的评估结果	映射\结构化
5	行走能力	卧床（1 分）；轮椅活动（2 分）；需协助（3 分）；可走动（4 分）	从病程记录等文本提取 Norton 压力性损伤风险评估中患者行走能力的评估结果	映射\结构化
6	活动能力	不能自主活动（1 分）；非常受限（2 分）；轻微受限（3 分）；行走自如（4 分）	从病程记录等文本提取 Norton 压力性损伤风险评估中患者活动能力的评估结果	映射\结构化
7	失禁情况	大小便失禁（1 分）；经常性失禁（2 分）；偶尔失禁（3 分）；无（4 分）	从病程记录等文本提取 Norton 压力性损伤风险评估中患者失禁情况的评估结果	映射\结构化
8	Norton 评估结果（分）	数值	从病程记录等文本提取 Norton 压力性损伤风险评估中的总分值（分）	映射\结构化

［注］评估值≤14 分，患者有发生压力性损伤的危险，建议采取预防措施；评估值≤12 分为高危。

● Braden 量表

模 块 名	参 考 标 准
Braden 量表	美国卫生信息传输标准(Health Level 7,HL7)。 中华人民共和国卫生行业标准 WS 445.12—2014 电子病历基本数据集 第 12 部分:入院记录

序号	数 据 元 名 称	值域/数据格式	数 据 元 说 明	数据加工类型
1	评估日期	YYYY - MM - DD	从病程记录等文本提取 Braden 量表的评估日期	映射\结构化
2	评估人	文本	从病程记录等文本提取 Braden 量表的评估人名称	映射\结构化
3	感知能力	完全受限:对疼痛刺激无反应(1分);非常受限:对疼痛刺激有反应,但不能用语言表达,只能用呻吟、烦躁不安表示(2分);轻度受限:对指令性语言有反应,但不能总是用语言表达不适,或部分肢体感受疼痛能力或不适能力受损(3分);未受限:对指令性语言有反应,无感觉受损(4分)	从病程记录等文本提取 Braden 量表中患者感知能力的评估结果	映射\结构化
4	潮湿度	持续潮湿:每次移动或翻动患者时总是看到皮肤被分泌物、尿液渍湿(1分);非常潮湿:床单由于频繁受潮至少每班更换一次(2分);偶尔潮湿:皮肤偶尔潮湿,床单约每日更换一次(3分);很少潮湿:皮肤通常是干的,床单按常规时间更换(4分)	从病程记录等文本提取 Braden 量表中患者潮湿度的评估结果	映射\结构化

序号	数 据 元 名 称	值域/数据格式	数 据 元 说 明	数据加工类型
5	活动能力	卧床不起：被限制在床上(1 分)；能坐轮椅：不能步行活动，必须借助椅子或轮椅活动(2 分)；扶助行走：白天偶尔步行，但距离非常短(3 分)；活动自如：能自主活动，经常步行(4 分)	从病程记录等文本提取 Braden 量表中患者活动能力的评估结果	映射\结构化
6	移动能力	完全受限：患者在他人帮助下方能改变体位(1 分)；重度受限：偶尔能轻微改变身体或四肢的位置，但不能独立改变体位(2 分)；轻度受限：只是轻微改变身体或四肢的位置，可经常移动且独立进行(3 分)；不受限：可独立进行随意体位的改变(4 分)	从病程记录等文本提取 Braden 量表中患者移动能力的评估结果	映射\结构化
7	营养摄取能力	非常差：从未吃过完整一餐，或禁食和(或)进无渣流质饮食(1 分)；可能不足：每餐很少吃完，偶尔加餐或少量流质饮食或管饲饮食(2 分)；充足：每餐大部分能吃完，但会常常加餐或不能经口进食患者能通过鼻饲或静脉营养补充大部分营养需求(3 分)；良好：三餐基本正常(4 分)	从病程记录等文本提取 Braden 量表中患者营养摄取能力的评估结果	映射\结构化

序号	数据元名称	值域/数据格式	数据元说明	数据加工类型
8	摩擦力剪切力	有问题：要协助才能移动患者，移动时皮肤与床单表面没有完全托起，患者坐床上或椅子上经常会向下滑动（1分）；有潜在问题：很费力地移动患者，大部分时间能保持良好的体位，偶尔有向下滑动（2分）；无明显问题：在床上或椅子里能够独立移动，并保持良好体位（3分）	从病程记录等文本提取 Braden 量表中患者摩擦力剪切力的评估结果	映射\结构化
9	总分（分）	数值	从病程记录等文本提取 Braden 量表中的总分值（分）	映射\结构化
10	评估分级	≤9分极高危；10～12分高危；13～14分中度高危；15～18分低度高危	从病程记录等文本提取 Braden 量表中患者的评估结果	映射\结构化

（十七）社会支持评估

◉ 社会支持评定量表（SSRS）

模块名	参考标准
社会支持评定量表（SSRS）	美国卫生信息传输标准（Health Level 7，HL7）。 中华人民共和国卫生行业标准 WS 445.12—2014 电子病历基本数据集 第 12 部分：入院记录

序号	数据元名称	值域/数据格式	数据元说明	数据加工类型
1	评估日期	YYYY－MM－DD	从病程记录等文本提取社会支持评定量表的评估日期	映射\结构化

序号	数 据 元 名 称	值域/数据格式	数 据 元 说 明	数据加工类型
2	评估人	文本	从病程记录等文本提取社会支持评定量表的评估人名称	映射\结构化
3	您有多少关系密切,可以得到支持和帮助的朋友?(只选一项)	一个也没有(0分);1~2个(1分);3~5个(2分);6个或6个以上(3分)	从病程记录等文本提取社会支持评定量表中患者有多少关系密切,可以得到支持和帮助的朋友的评估结果	映射\结构化
4	近一年来您:(只选一项)	远离家人,且独居一室(0分);住处经常变动,多数时间和陌生人住在一起(1分);和同学、同事或朋友住在一起(2分);和家人住在一起(3分)	从病程记录等文本提取社会支持评定量表中患者近一年来同住人情况的评估结果	映射\结构化
5	您和邻居:(只选一项)	相互之间从不关心,只是点头之交(0分);遇到困难可能稍微关心(1分);有些邻居很关心您(2分);大多数邻居都很关心您(3分)	从病程记录等文本提取社会支持评定量表中患者和邻居关系的评估结果	映射\结构化
6	您和同事:(只选一项)	相互之间从不关心,只是点头之交(0分);遇到困难可能稍微关心(1分);有些同事很关心您(2分);大多数同事都很关心您(3分)	从病程记录等文本提取社会支持评定量表中患者和同事关系的评估结果	映射\结构化
7	从夫妻(恋人)得到的支持和照顾	无(0分);很少(0分);一般(1分);全力支持(1分)	从病程记录等文本提取社会支持评定量表中患者从夫妻(恋人)得到的支持和照顾的评估结果	映射\结构化
8	从父母得到的支持和照顾	无(0分);很少(0分);一般(1分);全力支持(1分)	从病程记录等文本提取社会支持评定量表中患者从父母得到的支持和照顾的评估结果	映射\结构化
9	从儿女得到的支持和照顾	无(0分);很少(0分);一般(1分);全力支持(1分)	从病程记录等文本提取社会支持评定量表中患者从儿女得到的支持和照顾的评估结果	映射\结构化

第三部分 数据字典版数据集

175

序号	数据元名称	值域/数据格式	数据元说明	数据加工类型
10	从兄弟姐妹得到的支持和照顾	无(0分);很少(0分);一般(1分);全力支持(1分)	从病程记录等文本提取社会支持评定量表中患者从兄弟姐妹得到的支持和照顾的评估结果	映射\结构化
11	从其他家庭成员(如嫂子)得到的支持和照顾	无(0分);很少(0分);一般(1分);全力支持(1分)	从病程记录等文本提取社会支持评定量表中患者从其他家庭成员(如嫂子)得到的支持和照顾的评估结果	映射\结构化
12	过去,在您遇到急难情况时,曾经得到的经济支持和解决实际问题的帮助的来源有(多选计总分)	无任何来源(0分);配偶(1分);其他家人(1分);亲戚(1分);同事(1分);工作单位(1分);党团工会等官方或半官方组织(1分);宗教、社会团体等非官方组织(1分)	从病程记录等文本提取社会支持评定量表中患者过去遇到急难情况时,曾经得到的经济支持和解决实际问题的帮助的来源(多选计总分)的评估结果	映射\结构化
13	过去,在您遇到急难情况时,曾经得到的安慰和关心的来源有(多选计总分)	无任何来源(0分);配偶(1分);其他家人(1分);亲戚(1分);同事(1分);工作单位(1分);党团工会等官方或半官方组织(1分);宗教、社会团体等非官方组织(1分)	从病程记录等文本提取社会支持评定量表中患者过去遇到急难情况时,曾经得到的安慰和关心的来源(多选计总分)的评估结果	映射\结构化
14	您遇到烦恼时的倾诉方式:(只选一项)	从不向任何人诉说(0分);只向关系极为密切的1~2个人诉说(1分);如果朋友主动询问会说出来(2分);主动诉说自己的烦恼,以获得支持和理解(3分)	从病程记录等文本提取社会支持评定量表中患者遇到烦恼时的倾诉方式的评估结果	映射\结构化
15	您遇到烦恼时的求助方式:(只选一项)	只靠自己,不接受别人帮助(0分);很少请求别人帮助(1分);有时请求别人帮助(2分);有困难时经常向家人、亲友、组织求援(3分)	从病程记录等文本提取社会支持评定量表中患者遇到烦恼时的求助方式的评估结果	映射\结构化

序号	数据元名称	值域/数据格式	数据元说明	数据加工类型
16	对于团体(如党组织、宗教团体、工会、学生会等)组织活动,您:(只选一项)	从不参加(0分);偶尔参加(1分);经常参加(2分);主动参加并积极活动(3分)	从病程记录等文本提取社会支持评定量表中患者对于参加团体组织活动的评估结果	映射\结构化
17	社会支持评定量表评估结果(分)	数值	从病程记录等文本提取社会支持评定量表中的总分值(分)	映射\结构化
18	主观支持(1、3、4、5)	数值	从病程记录等文本提取社会支持评定量表中主观支持分数	映射\结构化
19	客观支持(2、6、7)	数值	从病程记录等文本提取社会支持评定量表中客观支持分数	映射\结构化
20	支持利用度(8、9、10)	数值	从病程记录等文本提取社会支持评定量表中支持利用度分值	映射\结构化
21	社会支持度分级	社会支持较少(小于20分);具有一般的社会支持(20～30分);具有满意的社会支持(30～40分)	从病程记录等文本提取社会支持评定量表中社会支持度分级	映射\结构化

(十八) 居家环境评估

◉ 居家危险因素评估工具

模块名	参考标准
居家危险因素评估工具	美国卫生信息传输标准(Health Level 7,HL7)。 中华人民共和国卫生行业标准 WS 445.12—2014 电子病历基本数据集 第12部分:入院记录

第三部分　数据字典版数据集

序号	数据元名称		值域/数据格式	数据元说明	数据加工类型
1	评估日期		YYYY-MM-DD	从病程记录等文本提取居家危险因素评估工具的评估日期	映射\结构化
2	门廊	门口地垫的边角卷起或者容易打滑	是(1分);否(0分)	从病程记录等文本提取居家危险因素评估工具中患者家中门口地垫的边角卷起或者容易打滑的评估结果	映射\结构化
3		鞋柜旁没有供换鞋时使用的座椅	是(1分);否(0分)	从病程记录等文本提取居家危险因素评估工具中患者家中鞋柜旁没有供换鞋时使用的座椅的评估结果	映射\结构化
4	厨房	做饭时需要的调味品放在高处	是(1分);否(0分)	从病程记录等文本提取居家危险因素评估工具中患者家中做饭时需要的调味品放在高处的评估结果	映射\结构化
5		地板经常有油渍	是(1分);否(0分)	从病程记录等文本提取居家危险因素评估工具中患者家中地板经常有油渍的评估结果	映射\结构化
6	客厅	沙发太软,站起来吃力	是(1分);否(0分)	从病程记录等文本提取居家危险因素评估工具中患者家中沙发太软,站起来吃力的评估结果	映射\结构化
7		有松动不稳固的家具	是(1分);否(0分)	从病程记录等文本提取居家危险因素评估工具中患者家中有松动不稳固的家具的评估结果	映射\结构化
8		经常走动的空间放有家具	是(1分);否(0分)	从病程记录等文本提取居家危险因素评估工具中患者家中经常走动的空间放有家具的评估结果	映射\结构化

序号	数据元名称		值域/数据格式	数据元说明	数据加工类型
9		躺在床上时伸手够不着电灯开关或电话	是(1分);否(0分)	从病程记录等文本提取居家危险因素评估工具中患者家中躺在床上时伸手够不着电灯开关或电话的评估结果	映射\结构化
10	卧室	卧室没有安装小夜灯	是(1分);否(0分)	从病程记录等文本提取居家危险因素评估工具中患者家中卧室没有安装小夜灯的评估结果	映射\结构化
11		床太软,起身下床或坐下时感觉吃力	是(1分);否(0分)	从病程记录等文本提取居家危险因素评估工具中患者家中床太软,起身下床或坐下时感觉吃力的评估结果	映射\结构化
12		淋浴时或在浴缸中洗浴时周围没有可以扶的扶手	是(1分);否(0分)	从病程记录等文本提取居家危险因素评估工具中患者家中淋浴时或在浴缸中洗浴时周围没有可以扶的扶手的评估结果	映射\结构化
13	卫生间	马桶旁没有扶手提供支持	是(1分);否(0分)	从病程记录等文本提取居家危险因素评估工具中患者家中马桶旁没有扶手提供支持的评估结果	映射\结构化
14		淋浴间没有防滑冲凉凳	是(1分);否(0分)	从病程记录等文本提取居家危险因素评估工具中患者家中淋浴间没有防滑冲凉登的评估结果	映射\结构化
15		洗澡时洗漱用品并非伸手可及	是(1分);否(0分)	从病程记录等文本提取居家危险因素评估工具中患者家中洗澡时洗漱用品并非伸手可及的评估结果	映射\结构化

第三部分 数据字典版数据集

序号		数 据 元 名 称	值域/数据格式	数 据 元 说 明	数据加工类型
16	卫生间	淋浴间地砖不防滑,地面没有防滑垫	是(1分);否(0分)	从病程记录等文本提取居家危险因素评估工具中患者家中淋浴间地砖不防滑,地面没有防滑垫的评估结果	映射\结构化
17		盥洗池经常有水滴溅出	是(1分);否(0分)	从病程记录等文本提取居家危险因素评估工具中患者家中盥洗池经常有水滴溅出的评估结果	映射\结构化
18	楼道	过道有灯泡不亮	是(1分);否(0分)	从病程记录等文本提取居家危险因素评估工具中患者家中过道有灯泡不亮的评估结果	映射\结构化
19		楼道灯的开关不方便开启	是(1分);否(0分)	从病程记录等文本提取居家危险因素评估工具中患者家中楼道灯的开关不方便开启的评估结果	映射\结构化
20		楼道旁边堆有杂物	是(1分);否(0分)	从病程记录等文本提取居家危险因素评估工具中患者家中楼道旁边堆有杂物的评估结果	映射\结构化
21		楼道的扶手松动或只有一侧	是(1分);否(0分)	从病程记录等文本提取居家危险因素评估工具中患者家中楼道的扶手松动或只有一侧的评估结果	映射\结构化
22		楼梯的边缘破损不能看清	是(1分);否(0分)	从病程记录等文本提取居家危险因素评估工具中患者家中楼梯的边缘破损不能看清的评估结果	映射\结构化
23		楼梯上有松动的地毯	是(1分);否(0分)	从病程记录等文本提取居家危险因素评估工具中患者家中楼梯上有松动的地毯的评估结果	映射\结构化
24		居住的楼房没有电梯	是(1分);否(0分)	从病程记录等文本提取居家危险因素评估工具中患者家中居住的楼房没有电梯的评估结果	映射\结构化

序号	数据元名称		值域/数据格式	数据元说明	数据加工类型
25	阳台	站在阳台上晾衣服时需要将身子探出阳台	是(1分);否(0分)	从病程记录等文本提取居家危险因素评估工具中患者家中站在阳台上晾衣服时需要将身子探出阳台的评估结果	映射\结构化
26		阳台不是封闭的,雨天地面容易被淋湿	是(1分);否(0分)	从病程记录等文本提取居家危险因素评估工具中患者家中阳台不是封闭的,雨天地面容易被淋湿的评估结果	映射\结构化
27		不是防滑地砖	是(1分);否(0分)	从病程记录等文本提取居家危险因素评估工具中患者家中不是防滑地砖的评估结果	映射\结构化
28	其他	家中地面不平或有门槛	是(1分);否(0分)	从病程记录等文本提取居家危险因素评估工具中患者家中地面不平或有门槛的评估结果	映射\结构化
29		经常需要爬高	是(1分);否(0分)	从病程记录等文本提取居家危险因素评估工具中患者经常需要爬高的评估结果	映射\结构化
30		在进入每一个房间或楼梯前,不能开灯	是(1分);否(0分)	从病程记录等文本提取居家危险因素评估工具中患者家中在进入每一个房间或楼梯前,不能开灯的评估结果	映射\结构化
31		灯光不够明亮	是(1分);否(0分)	从病程记录等文本提取居家危险因素评估工具中患者家中灯光不够明亮的评估结果	映射\结构化
32		家中饲养宠物	是(1分);否(0分)	从病程记录等文本提取居家危险因素评估工具中患者家中饲养宠物的评估结果	映射\结构化
33	评估人		文本	从病程记录等文本提取居家危险因素评估工具的评估人名称	映射\结构化

[注] 分值越大,说明家中危险因素越多。

第三部分　数据字典版数据集

（十九）其他评估

◉ 静脉血栓栓塞症风险评估 Caprini 量表

模 块 名	参 考 标 准
静脉血栓栓塞症风险评估 Caprini 量表	美国卫生信息传输标准（Health Level 7，HL7）。 中华人民共和国卫生行业标准 WS 445.12—2014 电子病历基本数据集 第 12 部分：入院记录

序号	数据元名称	值域/数据格式	数据元说明	数据加工类型
1	评估日期	YYYY - MM - DD	从病程记录等文本提取静脉血栓栓塞症风险评估 Caprini 量表的评估日期	映射\结构化
2	评估人	文本	从病程记录等文本提取静脉血栓栓塞症风险评估 Caprini 量表的评估人名称	映射\结构化
3	年龄	≤40 岁（0 分）；41～60 岁（1 分）；61～74 岁（2 分）；≥75 岁（3 分）	从病程记录等文本提取静脉血栓栓塞症风险评估 Caprini 量表中患者年龄的评估结果	映射\结构化
4	肥胖（BMI≥25 kg/m²）	是（1 分）；否（0 分）	从病程记录等文本提取静脉血栓栓塞症风险评估 Caprini 量表中患者肥胖的评估结果	映射\结构化
5	下肢水肿	有（1 分）；无（0 分）	从病程记录等文本提取静脉血栓栓塞症风险评估 Caprini 量表中患者下肢水肿的评估结果	映射\结构化
6	静脉曲张	有（1 分）；无（0 分）	从病程记录等文本提取静脉血栓栓塞症风险评估 Caprini 量表中患者静脉曲张的评估结果	映射\结构化
7	急性心肌梗死	有（1 分）；无（0 分）	从病程记录等文本提取静脉血栓栓塞症风险评估 Caprini 量表中患者急性心肌梗死的评估结果	映射\结构化
8	肺功能异常,慢性阻塞性肺疾病（COPD）	有（1 分）；无（0 分）	从病程记录等文本提取静脉血栓栓塞症风险评估 Caprini 量表中患者肺功能异常,COPD 的评估结果	映射\结构化

序号	数　据　元　名　称	值域/数据格式	数　据　元　说　明	数据加工类型
9	炎症性肠病史	有(1 分);无(0 分)	从病程记录等文本提取静脉血栓栓塞症风险评估Caprini 量表中患者炎症性肠病史的评估结果	映射\结构化
10	败血症(<1 个月)	有(1 分);无(0 分)	从病程记录等文本提取静脉血栓栓塞症风险评估Caprini 量表中患者败血症(<1 个月)的评估结果	映射\结构化
11	卧床的内科患者	是(1 分);否(0 分)	从病程记录等文本提取静脉血栓栓塞症风险评估Caprini 量表中患者卧床的内科患者的评估结果	映射\结构化
12	充血性心力衰竭(<1 个月)	有(1 分);无(0 分)	从病程记录等文本提取静脉血栓栓塞症风险评估Caprini 量表中患者充血性心力衰竭(<1 个月)的评估结果	映射\结构化
13	严重肺部疾病、含肺炎	有(1 分);无(0 分)	从病程记录等文本提取静脉血栓栓塞症风险评估Caprini 量表中患者严重肺部疾病、含肺炎的评估结果	映射\结构化
14	异常妊娠	有(1 分);无(0 分)	从病程记录等文本提取静脉血栓栓塞症风险评估Caprini 量表中患者异常妊娠的评估结果	映射\结构化
15	妊娠期或产后(1 个月)	是(1 分);否(0 分)	从病程记录等文本提取静脉血栓栓塞症风险评估Caprini 量表中患者妊娠期或产后(1 个月)的评估结果	映射\结构化
16	服避孕药或雌激素替代治疗	有(1 分);无(0 分)	从病程记录等文本提取静脉血栓栓塞症风险评估Caprini 量表中患者服避孕药或雌激素替代治疗的评估结果	映射\结构化
17	计划小手术(<45 min)	有(1 分);无(0 分)	从病程记录等文本提取静脉血栓栓塞症风险评估Caprini 量表中患者计划小手术(<45 min)的评估结果	映射\结构化

序号	数据元名称	值域/数据格式	数据元说明	数据加工类型
18	大手术史（＜1月）	有（1分）；无（0分）	从病程记录等文本提取静脉血栓栓塞症风险评估Caprini量表中患者大手术史（＜1月）的评估结果	映射\结构化
19	其他危险因素	有（1分）；无（0分）	从病程记录等文本提取静脉血栓栓塞症风险评估Caprini量表中患者其他危险因素的评估结果	映射\结构化
20	恶性肿瘤（既往或现患）	有（2分）；无（0分）	从病程记录等文本提取静脉血栓栓塞症风险评估Caprini量表中患者恶性肿瘤（既往或现患）的评估结果	映射\结构化
21	患者需要卧床（＞72 h）	有（2分）；无（0分）	从病程记录等文本提取静脉血栓栓塞症风险评估Caprini量表中患者需要卧床（＞72 小时）的评估结果	映射\结构化
22	石膏固定（＜1个月）	有（2分）；无（0分）	从病程记录等文本提取静脉血栓栓塞症风险评估Caprini量表中患者石膏固定（＜1个月）的评估结果	映射\结构化
23	深静脉血栓（DVT）或肺血栓栓塞症（PTE）患者史	有（3分）；无（0分）	从病程记录等文本提取静脉血栓栓塞症风险评估Caprini量表中DVT、PTE患者史的评估结果	映射\结构化
24	血栓家庭病史	有（3分）；无（0分）	从病程记录等文本提取静脉血栓栓塞症风险评估Caprini量表中患者血栓家庭病史的评估结果	映射\结构化
25	其他先天或后天血栓形成	有（3分）；无（0分）	从病程记录等文本提取静脉血栓栓塞症风险评估Caprini量表中患者其他先天或后天血栓形成的评估结果	映射\结构化
26	肝素诱导的血小板减少症（HIT）	有（3分）；无（0分）	从病程记录等文本提取静脉血栓栓塞症风险评估Caprini量表中患者肝素诱导的血小板减少症（HIT）的评估结果	映射\结构化

序号	数据元名称	值域/数据格式	数据元说明	数据加工类型
27	抗心磷脂抗体阳性	有(3分);无(0分)	从病程记录等文本提取静脉血栓栓塞症风险评估Caprini量表中患者抗心磷脂抗体阳性的评估结果	映射\结构化
28	凝血酶原 G20210A 阳性	有(3分);无(0分)	从病程记录等文本提取静脉血栓栓塞症风险评估Caprini量表中患者凝血酶原2021OA阳性的评估结果	映射\结构化
29	凝血因子 V Leiden 阳性	有(3分);无(0分)	从病程记录等文本提取静脉血栓栓塞症风险评估Caprini量表中患者凝血因子 V Leiden 阳性的评估结果	映射\结构化
30	狼疮抗凝物阳性	有(3分);无(0分)	从病程记录等文本提取静脉血栓栓塞症风险评估Caprini量表中患者狼疮抗凝物阳性的评估结果	映射\结构化
31	血清同行半胱氨酸酶升高	有(3分);无(0分)	从病程记录等文本提取静脉血栓栓塞症风险评估Caprini量表中患者血清同行半胱氨酸酶升高的评估结果	映射\结构化
32	中心静脉置管术	有(3分);无(0分)	从病程记录等文本提取静脉血栓栓塞症风险评估Caprini量表中患者中心静脉置管术的评估结果	映射\结构化
33	腹腔镜手术(>45 min)	有(3分);无(0分)	从病程记录等文本提取静脉血栓栓塞症风险评估Caprini量表中患者腹腔镜手术(>45 min)的评估结果	映射\结构化
34	大手术(>45 min)	有(3分);无(0分)	从病程记录等文本提取静脉血栓栓塞症风险评估Caprini量表中患者大手术(>45 min)的评估结果	映射\结构化
35	关节镜手术	有(3分);无(0分)	从病程记录等文本提取静脉血栓栓塞症风险评估Caprini量表中患者关节镜手术的评估结果	映射\结构化

第三部分 数据字典版数据集

序号	数据元名称	值域/数据格式	数据元说明	数据加工类型
36	择期下肢关节置换术	有(5分);无(0分)	从病程记录等文本提取静脉血栓栓塞症风险评估Caprini量表中患者择期下肢关节置换术的评估结果	映射\结构化
37	髋关节、骨盆或下肢骨折多发性创伤(<1个月)	有(5分);无(0分)	从病程记录等文本提取静脉血栓栓塞症风险评估Caprini量表中患者髋关节、骨盆或下肢骨折多发性创伤(<1个月)的评估结果	映射\结构化
38	急性骨髓损伤(瘫痪,<1个月)	有(5分);无(0分)	从病程记录等文本提取静脉血栓栓塞症风险评估Caprini量表中患者急性骨髓损伤(瘫痪)(<1个月)的评估结果	映射\结构化
39	脑卒中(<1个月)	有(5分);无(0分)	从病程记录等文本提取静脉血栓栓塞症风险评估Caprini量表中患者脑卒中(<1个月)的评估结果	映射\结构化
40	Caprini量表评估结果(分)	数值	从病程记录等文本提取静脉血栓栓塞症风险评估Caprini量表总分值	映射\结构化
41	风险评估等级	非常低危;低危;中危;高危	从病程记录等文本提取静脉血栓栓塞症风险评估Caprini量表中的风险评估等级	映射\结构化

◉ 静脉血栓栓塞症风险评估 Padua 量表

模块名	参考标准
静脉血栓栓塞症风险评估Padua量表	美国卫生信息传输标准(Health Level 7,HL7)。 中华人民共和国卫生行业标准 WS 445.12—2014 电子病历基本数据集 第12部分:入院记录

序号	数据元名称	值域/数据格式	数据元说明	数据加工类型
1	评估日期	YYYY - MM - DD	从病程记录等文本提取静脉血栓栓塞症风险评估Padua量表的评估日期	映射\结构化

序号	数据元名称	值域/数据格式	数据元说明	数据加工类型
2	评估人	文本	从病程记录等文本提取静脉血栓栓塞症风险评估Padua量表的评估人名称	映射\结构化
3	年龄＞70岁	是(1分);否(0分)	从病程记录等文本提取静脉血栓栓塞症风险评估Padua量表中患者年龄是否大于70岁的评估结果	映射\结构化
4	肥胖(BMI≥30 kg/m²)	是(1分);否(0分)	从病程记录等文本提取静脉血栓栓塞症风险评估Padua量表中患者BMI是否大于30 kg/m²的评估结果	映射\结构化
5	心脏和(或)呼吸衰竭	有(1分);无(0分)	从病程记录等文本提取静脉血栓栓塞症风险评估Padua量表中患者有无心脏和(或)呼吸衰竭的评估结果	映射\结构化
6	急性心肌梗死和(或)缺血性脑卒中	有(1分);无(0分)	从病程记录等文本提取静脉血栓栓塞症风险评估Padua量表中患者有无急性心肌梗死和(或)缺血性脑卒中的评估结果	映射\结构化
7	急性感染和(或)风湿性疾病	有(1分);无(0分)	从病程记录等文本提取静脉血栓栓塞症风险评估Padua量表中患者有无急性感染和(或)风湿性疾病的评估结果	映射\结构化
8	正在进行激素治疗	是(1分);否(0分)	从病程记录等文本提取静脉血栓栓塞症风险评估Padua量表中患者是否正在进行激素治疗的评估结果	映射\结构化
9	创伤或外科手术(≤1个月)	有(2分);无(0分)	从病程记录等文本提取静脉血栓栓塞症风险评估Padua量表中患者有无创伤或外科手术(≤1个月)的评估结果	映射\结构化

序号	数据元名称	值域/数据格式	数据元说明	数据加工类型
10	制动,患者身体原因或遵医嘱需卧床休息至少3天	是(3分);否(0分)	从病程记录等文本提取静脉血栓栓塞症风险评估Padua量表中患者是否制动,患者身体原因或遵医嘱需卧床休息至少3天的评估结果	映射\结构化
11	既往静脉血栓栓塞症	有(3分);无(0分)	从病程记录等文本提取静脉血栓栓塞症风险评估Padua量表中患者既往有无静脉血栓栓塞症的评估结果	映射\结构化
12	活动性恶性肿瘤,患者先前有局部或远端转移和(或)6个月内接受过化疗和放疗	有(3分);无(0分)	从病程记录等文本提取静脉血栓栓塞症风险评估Padua量表中活动性恶性肿瘤,患者先前有无局部或远端转移和(或)6个月内接受过化疗和放疗的评估结果	映射\结构化
13	有血栓形成倾向,抗凝血酶缺陷症,蛋白C或S缺乏,凝血因子V Leiden、凝血酶原G20210A突变,抗磷脂抗体综合征	有(3分);无(0分)	从病程记录等文本提取静脉血栓栓塞症风险评估Padua量表中患者有无血栓形成倾向,抗凝血酶缺陷症,蛋白C或S缺乏,凝血因子V Leiden、凝血酶原G20210A突变,抗磷脂抗体综合征的评估结果	映射\结构化
14	Padua量表评估结果(分)	数值	从病程记录等文本提取静脉血栓栓塞症风险评估Padua量表总分值	映射\结构化
15	风险评估等级	低危(总分<4分);高危(总分≥4分)	从病程记录等文本提取静脉血栓栓塞症风险评估Padua量表中风险评估等级	映射\结构化

［注］风险等级评估:① 总分<4分,风险等级为低危,尽早活动,宣传教育。② 总分≥4分,风险等级为高危,预防措施为基本预防＋物理预防＋药物应用。

◉ 中医体质及亚健康测评

模块名	参考标准
中医体质及亚健康测评	美国卫生信息传输标准(Health Level 7,HL7)。 中华人民共和国卫生行业标准 WS 445.12—2014 电子病历基本数据集 第12部分:入院记录

序号	数 据 元 名 称	值域/数据格式	数 据 元 说 明	数据加工类型
1	评估日期	YYYY－MM－DD	从病程记录等文本提取中医体质及亚健康测评的评估日期	映射\结构化
2	您精力充沛吗?	没有(1分);很少(2分);有时(3分);经常(4分);总是(5分)	从病程记录等文本提取中医体质及亚健康测评中患者精力充沛的评估结果	映射\结构化
3	您容易疲乏吗?	没有(1分);很少(2分);有时(3分);经常(4分);总是(5分)	从病程记录等文本提取中医体质及亚健康测评中患者容易疲乏的评估结果	映射\结构化
4	您容易气短(呼吸短促,接不上气)吗?	没有(1分);很少(2分);有时(3分);经常(4分);总是(5分)	从病程记录等文本提取中医体质及亚健康测评中患者容易气短的评估结果	映射\结构化
5	您容易心慌吗?	没有(1分);很少(2分);有时(3分);经常(4分);总是(5分)	从病程记录等文本提取中医体质及亚健康测评中患者容易心慌的评估结果	映射\结构化
6	您容易头晕或站起时眩晕吗?	没有(1分);很少(2分);有时(3分);经常(4分);总是(5分)	从病程记录等文本提取中医体质及亚健康测评中患者容易头晕或站起时眩晕的评估结果	映射\结构化
7	您喜欢安静、懒得说话吗?	没有(1分);很少(2分);有时(3分);经常(4分);总是(5分)	从病程记录等文本提取中医体质及亚健康测评中患者喜欢安静、懒得说话的评估结果	映射\结构化
8	您说话声音低弱无力吗?	没有(1分);很少(2分);有时(3分);经常(4分);总是(5分)	从病程记录等文本提取中医体质及亚健康测评中患者说话声音低弱无力的评估结果	映射\结构化
9	您容易忘事(健忘)吗?	没有(1分);很少(2分);有时(3分);经常(4分);总是(5分)	从病程记录等文本提取中医体质及亚健康测评中患者容易忘事的评估结果	映射\结构化
10	您感到闷闷不乐、情绪低沉吗?	没有(1分);很少(2分);有时(3分);经常(4分);总是(5分)	从病程记录等文本提取中医体质及亚健康测评中患者感到闷闷不乐、情绪低沉的评估结果	映射\结构化
11	您多愁善感、感情脆弱吗?	没有(1分);很少(2分);有时(3分);经常(4分);总是(5分)	从病程记录等文本提取中医体质及亚健康测评中患者多愁善感、感情脆弱的评估结果	映射\结构化

序号	数据元名称	值域/数据格式	数据元说明	数据加工类型
12	您容易精神紧张、焦虑不安吗？	没有（1分）；很少（2分）；有时（3分）；经常（4分）；总是（5分）	从病程记录等文本提取中医体质及亚健康测评中患者容易精神紧张、焦虑不安的评估结果	映射\结构化
13	您容易感到害怕或受到惊吓吗？	没有（1分）；很少（2分）；有时（3分）；经常（4分）；总是（5分）	从病程记录等文本提取中医体质及亚健康测评中患者容易感到害怕或受到惊吓的评估结果	映射\结构化
14	您肋胁部或乳房胀痛吗？	没有（1分）；很少（2分）；有时（3分）；经常（4分）；总是（5分）	从病程记录等文本提取中医体质及亚健康测评中患者肋胁部或乳房胀痛的评估结果	映射\结构化
15	您感到胸闷或腹部胀满吗？	没有（1分）；很少（2分）；有时（3分）；经常（4分）；总是（5分）	从病程记录等文本提取中医体质及亚健康测评中患者感到胸闷或腹部胀满的评估结果	映射\结构化
16	您会无缘无故叹气吗？	没有（1分）；很少（2分）；有时（3分）；经常（4分）；总是（5分）	从病程记录等文本提取中医体质及亚健康测评中患者无缘无故叹气的评估结果	映射\结构化
17	您感到身体沉重不轻松或不爽快吗？	没有（1分）；很少（2分）；有时（3分）；经常（4分）；总是（5分）	从病程记录等文本提取中医体质及亚健康测评中患者感到身体沉重不轻松或不爽快的评估结果	映射\结构化
18	您感到手脚心发热吗？	没有（1分）；很少（2分）；有时（3分）；经常（4分）；总是（5分）	从病程记录等文本提取中医体质及亚健康测评中患者感到手脚心发热的评估结果	映射\结构化
19	您感觉身体、脸上发热吗？	没有（1分）；很少（2分）；有时（3分）；经常（4分）；总是（5分）	从病程记录等文本提取中医体质及亚健康测评中患者感觉身体、脸上发热的评估结果	映射\结构化
20	您手脚发凉吗？	没有（1分）；很少（2分）；有时（3分）；经常（4分）；总是（5分）	从病程记录等文本提取中医体质及亚健康测评中患者手脚发凉的评估结果	映射\结构化
21	您胃脘部、背部或腰膝部怕冷吗？	没有（1分）；很少（2分）；有时（3分）；经常（4分）；总是（5分）	从病程记录等文本提取中医体质及亚健康测评中患者胃脘部、背部或腰膝部怕冷的评估结果	映射\结构化
22	您比一般人耐受不了寒冷（冬天的寒冷，夏天的冷空调、电扇等）吗？	没有（1分）；很少（2分）；有时（3分）；经常（4分）；总是（5分）	从病程记录等文本提取中医体质及亚健康测评中患者比一般人耐受不了寒冷的评估结果	映射\结构化

序号	数　据　元　名　称	值域/数据格式	数　据　元　说　明	数据加工类型
23	您感到怕冷,衣服比别人穿得多吗?	没有(1分);很少(2分);有时(3分);经常(4分);总是(5分)	从病程记录等文本提取中医体质及亚健康测评中患者感到怕冷、衣服比别人穿得多的评估结果	映射\结构化
24	您比别人容易患感冒吗?	没有(1分);很少(2分);有时(3分);经常(4分);总是(5分)	从病程记录等文本提取中医体质及亚健康测评中患者比别人容易患感冒的评估结果	映射\结构化
25	您没有感冒时也会打喷嚏吗?	没有(1分);很少(2分);有时(3分);经常(4分);总是(5分)	从病程记录等文本提取中医体质及亚健康测评中患者没有感冒时也会打喷嚏的评估结果	映射\结构化
26	您没有感冒时也会鼻塞、流鼻涕吗?	没有(1分);很少(2分);有时(3分);经常(4分);总是(5分)	从病程记录等文本提取中医体质及亚健康测评中患者没有感冒时也会鼻塞、流鼻涕的评估结果	映射\结构化
27	您活动量稍大就容易出虚汗吗?	没有(1分);很少(2分);有时(3分);经常(4分);总是(5分)	从病程记录等文本提取中医体质及亚健康测评中患者活动量稍大就容易出虚汗的评估结果	映射\结构化
28	您容易过敏(对药物、食物、气味、花粉或在季节交替、气候变化时)吗?	没有(1分);很少(2分);有时(3分);经常(4分);总是(5分)	从病程记录等文本提取中医体质及亚健康测评中患者容易过敏的评估结果	映射\结构化
29	您皮肤容易起荨麻疹(风团、风疹块、风疙瘩)及抓痕吗?	没有(1分);很少(2分);有时(3分);经常(4分);总是(5分)	从病程记录等文本提取中医体质及亚健康测评中患者皮肤容易起荨麻疹的评估结果	映射\结构化
30	您有因季节变化、温度变化或异味等原因而咳喘的现象吗?	没有(1分);很少(2分);有时(3分);经常(4分);总是(5分)	从病程记录等文本提取中医体质及亚健康测评中患者有因季节变化、温度变化或异味等原因而咳喘的现象的评估结果	映射\结构化
31	您的皮肤因过敏出现过紫癜(紫红色瘀点、瘀斑)吗?	没有(1分);很少(2分);有时(3分);经常(4分);总是(5分)	从病程记录等文本提取中医体质及亚健康测评中患者皮肤因过敏出现过紫癜的评估结果	映射\结构化

序号	数 据 元 名 称	值域/数据格式	数 据 元 说 明	数据加工类型
32	您的皮肤一抓就红,并出现抓痕吗?	没有(1分);很少(2分);有时(3分);经常(4分);总是(5分)	从病程记录等文本提取中医体质及亚健康测评中患者皮肤一抓就红,并出现抓痕的评估结果	映射\结构化
33	您的皮肤在不知不觉中会出现青紫瘀斑(皮下出血)吗?	没有(1分);很少(2分);有时(3分);经常(4分);总是(5分)	从病程记录等文本提取中医体质及亚健康测评中患者皮肤在不知不觉中会出现青紫瘀斑的评估结果	映射\结构化
34	您皮肤或口唇干吗?	没有(1分);很少(2分);有时(3分);经常(4分);总是(5分)	从病程记录等文本提取中医体质及亚健康测评中患者皮肤或口唇干的评估结果	映射\结构化
35	您身体上有哪里疼痛吗?	没有(1分);很少(2分);有时(3分);经常(4分);总是(5分)	从病程记录等文本提取中医体质及亚健康测评中患者身体上有哪里疼痛的评估结果	映射\结构化
36	您面部两颧潮红或偏红吗?	没有(1分);很少(2分);有时(3分);经常(4分);总是(5分)	从病程记录等文本提取中医体质及亚健康测评中患者面部两颧潮红或偏红的评估结果	映射\结构化
37	您两颧部有细微红丝吗?	没有(1分);很少(2分);有时(3分);经常(4分);总是(5分)	从病程记录等文本提取中医体质及亚健康测评中患者两颧部有细微红丝的评估结果	映射\结构化
38	您口唇的颜色比一般人红吗?	没有(1分);很少(2分);有时(3分);经常(4分);总是(5分)	从病程记录等文本提取中医体质及亚健康测评中患者口唇的颜色比一般人红的评估结果	映射\结构化
39	您有额部油脂分泌多的现象吗?	没有(1分);很少(2分);有时(3分);经常(4分);总是(5分)	从病程记录等文本提取中医体质及亚健康测评中患者额部油脂分泌多的现象的评估结果	映射\结构化
40	您面部或鼻部有油腻感或者油光发亮吗?	没有(1分);很少(2分);有时(3分);经常(4分);总是(5分)	从病程记录等文本提取中医体质及亚健康测评中患者面部或鼻部有油腻感或者油光发亮的评估结果	映射\结构化
41	您面色晦暗、或容易出现褐斑吗?	没有(1分);很少(2分);有时(3分);经常(4分);总是(5分)	从病程记录等文本提取中医体质及亚健康测评中患者面色晦暗、或容易出现褐斑的评估结果	映射\结构化

序号	数 据 元 名 称	值域/数据格式	数 据 元 说 明	数据加工类型
42	您易生痤疮或者疮疖吗?	没有(1 分);很少(2 分);有时(3分);经常(4 分);总是(5 分)	从病程记录等文本提取中医体质及亚健康测评中患者易生痤疮或者疮疖的评估结果	映射\结构化
43	您上眼睑比别人肿(上眼睑有轻微隆起的现象)吗?	没有(1 分);很少(2 分);有时(3分);经常(4 分);总是(5 分)	从病程记录等文本提取中医体质及亚健康测评中患者上眼睑比别人肿的评估结果	映射\结构化
44	您容易有黑眼圈吗?	没有(1 分);很少(2 分);有时(3分);经常(4 分);总是(5 分)	从病程记录等文本提取中医体质及亚健康测评中患者容易有黑眼圈的评估结果	映射\结构化
45	您感到眼睛干涩吗?	没有(1 分);很少(2 分);有时(3分);经常(4 分);总是(5 分)	从病程记录等文本提取中医体质及亚健康测评中患者感到眼睛干涩的评估结果	映射\结构化
46	您口唇颜色偏黯吗?	没有(1 分);很少(2 分);有时(3分);经常(4 分);总是(5 分)	从病程记录等文本提取中医体质及亚健康测评中患者口唇颜色偏黯的评估结果	映射\结构化
47	您感到口干咽燥、总想喝水吗?	没有(1 分);很少(2 分);有时(3分);经常(4 分);总是(5 分)	从病程记录等文本提取中医体质及亚健康测评中患者感到口干咽燥、总想喝水的评估结果	映射\结构化
48	您咽喉部有异物感,且吐之不出、咽之不下吗?	没有(1 分);很少(2 分);有时(3分);经常(4 分);总是(5 分)	从病程记录等文本提取中医体质及亚健康测评中患者咽喉部有异物感,且吐之不出、咽之不下的评估结果	映射\结构化
49	您平时痰多,特别是咽喉部总有痰堵着吗?	没有(1 分);很少(2 分);有时(3分);经常(4 分);总是(5 分)	从病程记录等文本提取中医体质及亚健康测评中患者平时痰多,特别是咽喉部总有痰堵着的评估结果	映射\结构化
50	您感到口苦或嘴里有异味吗?	没有(1 分);很少(2 分);有时(3分);经常(4 分);总是(5 分)	从病程记录等文本提取中医体质及亚健康测评中患者感到口苦或嘴里有异味的评估结果	映射\结构化
51	您嘴里常有黏黏的感觉吗?	没有(1 分);很少(2 分);有时(3分);经常(4 分);总是(5 分)	从病程记录等文本提取中医体质及亚健康测评中患者嘴里常有黏黏的感觉的评估结果	映射\结构化

第三部分　数据字典版数据集

序号	数据元名称	值域/数据格式	数据元说明	数据加工类型
52	您舌苔厚腻或有舌苔厚厚的感觉吗？	没有(1分)；很少(2分)；有时(3分)；经常(4分)；总是(5分)	从病程记录等文本提取中医体质及亚健康测评中患者舌苔厚腻或有舌苔厚厚的感觉的评估结果	映射\结构化
53	您腹部肥满松软吗？	没有(1分)；很少(2分)；有时(3分)；经常(4分)；总是(5分)	从病程记录等文本提取中医体质及亚健康测评中患者腹部肥满松软的评估结果	映射\结构化
54	您受凉或吃(喝)凉的东西后，容易腹泻(拉肚子)吗？	没有(1分)；很少(2分)；有时(3分)；经常(4分)；总是(5分)	从病程记录等文本提取中医体质及亚健康测评中患者受凉或吃(喝)凉的东西后，容易腹泻(拉肚子)的评估结果	映射\结构化
55	您吃(喝)凉的东西会感到不舒服或者怕吃(喝)凉的东西吗？	没有(1分)；很少(2分)；有时(3分)；经常(4分)；总是(5分)	从病程记录等文本提取中医体质及亚健康测评中患者吃(喝)凉的东西会感到不舒服或者怕吃(喝)凉的东西的评估结果	映射\结构化
56	您容易失眠吗？	没有(1分)；很少(2分)；有时(3分)；经常(4分)；总是(5分)	从病程记录等文本提取中医体质及亚健康测评中患者容易失眠的评估结果	映射\结构化
57	您有大便黏滞不爽、解不尽的感觉吗？	没有(1分)；很少(2分)；有时(3分)；经常(4分)；总是(5分)	从病程记录等文本提取中医体质及亚健康测评中患者有大便黏滞不爽、解不尽的感觉的评估结果	映射\结构化
58	您容易便秘或大便干燥吗？	没有(1分)；很少(2分)；有时(3分)；经常(4分)；总是(5分)	从病程记录等文本提取中医体质及亚健康测评中患者容易便秘或大便干燥的评估结果	映射\结构化
59	您小便时尿道有发热感、尿色浓(深)吗？	没有(1分)；很少(2分)；有时(3分)；经常(4分)；总是(5分)	从病程记录等文本提取中医体质及亚健康测评中患者小便时尿道有发热感、尿色浓(深)的评估结果	映射\结构化
60	您带下色黄(白带颜色发黄)吗？（限女性回答）	没有(1分)；很少(2分)；有时(3分)；经常(4分)；总是(5分)	从病程记录等文本提取中医体质及亚健康测评中患者带下色黄(白带颜色发黄,限女性回答)的评估结果	映射\结构化

序号	数据元名称	值域/数据格式	数据元说明	数据加工类型
61	您的阴囊部位潮湿吗?（限男性回答）	没有（1 分）;很少（2 分）;有时（3 分）;经常（4 分）;总是（5 分）	从病程记录等文本提取中医体质及亚健康测评中患者阴囊部位潮湿（限男性回答）的评估结果	映射\结构化
62	您能适应外界自然和社会环境的变化吗?	没有（1 分）;很少（2 分）;有时（3 分）;经常（4 分）;总是（5 分）	从病程记录等文本提取中医体质及亚健康测评中患者适应外界自然和社会环境的变化的评估结果	映射\结构化
63	评估总分	数值	从病程记录等文本提取中医体质及亚健康测评总分值	映射\结构化

［注］请逐项阅读每一个问题,根据自己近一年的体验和感觉,选择最符合您的选项。如果某一个问题您不能肯定回答,请选择最接近您实际情况的选项,每一个问题只能选一个选项。

（二十）评估总结

模块名	参考标准
评估总结	美国卫生信息传输标准（Health Level 7，HL7）。 中华人民共和国卫生行业标准 WS 445.12—2014 电子病历基本数据集 第 12 部分：入院记录

序号	数据元名称	值域/数据格式	数据元说明	数据加工类型
1	评估问题汇总	文本	从病程记录等文本提取评估总结中的评估问题汇总	映射\结构化
2	处理方案	文本	从病程记录等文本提取评估总结中的处理方案	映射\结构化
3	预期目标	文本	从病程记录等文本提取评估总结中的预期目标	映射\结构化
4	记录人	文本	从病程记录等文本提取评估总结中的记录人名称	映射\结构化
5	总结日期	YYYY - MM - DD	从病程记录等文本提取评估总结中的总结日期	映射\结构化

治 疗 及 预 后

（一）目前用药

模 块 名	参 考 标 准
目前用药	美国卫生信息传输标准（Health Level 7，HL7）。 中华人民共和国卫生行业标准 WS 445.14—2014 电子病历基本数据集 第 14 部分：住院医嘱。 中华人民共和国卫生行业标准 WS 445.12—2014 电子病历基本数据集 第 12 部分：入院记录

序号	数据元名称	值域/数据格式	数据元说明	数据加工类型
1	药物名称	文本	从药物医嘱中提取药物名称	映射
2	药物剂量	文本	从药物医嘱中提取药物剂量	映射
3	剂量单位	mg；mL；U；其他	从药物医嘱中提取药物剂量单位	映射
4	给药频率	st；qd；bid；tid；qid；qod；qw；biw；tiw；qow；q2w；q3w；q4w；q1/2h；qh；q2h；q3h；q4h；q6h；q8h；q12h；其他_____	从药物医嘱中提取给药频率	映射
5	给药途径	口服；皮下注射；肌内注射；静脉注射；静脉滴注；泵入；局部；其他_____	从药物医嘱中提取给药途径	映射
6	开始时间	YYYY－MM－DD hh：mm	从药物医嘱中提取药物医嘱开始时间	映射
7	结束时间	YYYY－MM－DD hh：mm	从药物医嘱中提取药物医嘱结束时间	映射

（二）综合治疗

模 块 名	参 考 标 准
综合治疗	美国卫生信息传输标准（Health Level 7，HL7）。 中华人民共和国卫生行业标准 WS 445.14—2014 电子病历基本数据集 第 14 部分：住院医嘱。 中华人民共和国卫生行业标准 WS 445.12—2014 电子病历基本数据集 第 12 部分：入院记录

序号	数据元名称	值域/数据格式	数据元说明	数据加工类型
1	是否行综合治疗	否；是（若是，请回答下列问题）	从非药物医嘱中提取患者是否行综合治疗	归一
2	治疗项目	康复；营养；神经；心理；护理；放射治疗；化学治疗；靶向治疗；中医药治疗；其他_____	从非药物医嘱中提取患者综合治疗的治疗项目	归一
3	项目名称	文本	从非药物医嘱中提取患者综合治疗的项目名称	映射
4	治疗开始时间	YYYY－MM－DD hh：mm	从非药物医嘱中提取患者综合治疗的治疗开始时间	映射
5	治疗结束时间	YYYY－MM－DD hh：mm	从非药物医嘱中提取患者综合治疗的治疗结束时间	映射
6	治疗疗效评估	好转；维持；恶化；无法判断	从出院记录中提取患者综合治疗的治疗疗效评估	结构化＋归一

（三）不良事件

模 块 名	参 考 标 准
不良事件	临床数据交换标准协会（CDISC）。 美国卫生信息传输标准（Health Level 7，HL7）

序号	数据元名称	值域/数据格式	数据元说明	数据加工类型
1	是否发生不良事件	否;是(若是,请回答下列问题)	从病程记录等文本提取是否发生不良事件	映射\结构化
2	不良事件名称	文本	从病程记录等文本提取不良事件名称	映射\结构化
3	具体描述	文本	从病程记录等文本提取不良事件的具体描述	映射\结构化
4	开始日期	YYYY-MM-DD	从病程记录等文本提取不良事件发生的开始日期	映射\结构化
5	结束日期	YYYY-MM-DD	从病程记录等文本提取不良事件发生的结束日期	映射\结构化
6	转归	痊愈无后遗症;痊愈有后遗症;缓解;未愈;死亡;未知	从病程记录等文本提取不良事件的转归情况	映射\结构化
7	可能原因	手术;药物;其他;无法判断	从病程记录等文本提取导致不良事件的可能原因	映射\结构化

[注] 不良事件包括深静脉血栓、肺栓塞、心肌梗死、消化道出血、再发脑梗死、再发脑出血、短暂性脑缺血发作、痫性发作、脑积水、房颤、泌尿系统感染、心跳或呼吸停止、褥疮、抑郁。

(四) 死亡信息

模块名	参 考 标 准
死亡信息	美国卫生信息传输标准(Health Level 7,HL7)。 中华人民共和国卫生行业标准 WS 445.10—2014 电子病历基本数据集 第10部分:住院病案首页

序号	数据元名称	值域/数据格式	数据元说明	数据加工类型
1	患者是否死亡	否;是	从死亡记录提取患者是否死亡	映射\结构化
2	死亡日期	YYYY-MM-DD	从死亡记录提取患者死亡日期	映射\结构化
3	死亡地点	ICU;本院病房;其他	从死亡记录提取患者死亡地点	映射\结构化

序号	数 据 元 名 称	值域/数据格式	数 据 元 说 明	数据加工类型
4	死亡原因	文本	从死亡记录提取患者死亡原因	映射\结构化
5	是否尸检	否;是(若是,填写尸检结果)	从死亡记录提取患者是否尸检	映射\结构化
6	尸检结果	文本	从死亡记录提取患者尸检结果	映射\结构化

附　　录

比尔斯标准(Beers criteria)2023

附表 1　针对老年人潜在不适当用药的 2023 年版美国老年医学会 Beers 标准

脏器系统、分类、药物[a]		理　由	推　荐	证据质量[b]	推荐强度[b]
抗组胺类药物	第一代抗组胺药：溴苯那敏、氯苯那敏、赛庚啶、苯海拉明、苯海拉明(口服)、多西拉敏、羟嗪、氯苯甲嗪、异丙嗪、曲普利啶	高度抗胆碱能；随着年龄的增长,清除率降低,并且当用作催眠剂时会产生耐受性；意识混乱、口干、便秘和其他抗胆碱能作用或毒性的风险。即使在年轻人中,抗胆碱能药物蓄积也会增加跌倒、谵妄和痴呆的风险。在定期药物检查时考虑总抗胆碱能负荷,对"年轻人"和"老年人"都要谨慎。在治疗急性严重过敏反应等情况下使用苯海拉明可能是合适的	避免使用	中	强
抗感染药	呋喃妥因	潜在肺毒性、肝毒性和周围神经病变,特别是长期使用；可提供更安全的替代药物	避免在肌酐清除率<30 mL/min 的患者中使用,或长期使用	低	强
心血管和抗血栓药物	阿司匹林用于心血管疾病的一级预防	阿司匹林在老年人中大出血的风险显著增加。研究表明,在老年人进行一级预防时,缺乏净获益,而存在潜在的危害。关于长期服用阿司匹林的患者停用阿司匹林的证据较少,尽管类似的启用原则可能适用。注意：阿司匹林通常用于患有心血管疾病的老年人的二级预防	避免使用阿司匹林进行心血管疾病的一级预防。考虑在已经服用阿司匹林进行一级预防的老年人中停用阿司匹林	高	强

脏器系统、分类、药物	理　由	推　荐	证据质量	推荐强度
心血管和抗血栓药物	华法林治疗非瓣膜性心房颤动或VTE	与DOAC相比,华法林有更高的大出血风险(特别是颅内出血),治疗非瓣膜性心房颤动和VTE的有效性相似或较低。因此,对于大多数患有这些疾病的人来说,DOAC是抗凝治疗的首选	避免使用华法林作为非瓣膜性心房颤动或VTE的初始治疗,除非替代方案(即DOAC)有禁忌或存在实质性障碍。对于长期使用华法林的老年人,继续服用这种药物可能是合理的,特别是那些INR控制良好(即>70%的时间在治疗范围内)且无不良反应的老年人。另见利伐沙班(表1)和达比加群(表3)的标准以及关于DOAC选择的备注	高	强
	利伐沙班长期治疗非瓣膜性心房颤动或VTE	在长期治疗VTE或非瓣膜性心房颤动的剂量下,利伐沙班在老年人中大出血和胃肠道出血风险似乎高于其他DOAC(尤其是阿哌沙班)°。利伐沙班在特殊情况下可能是合理的,例如需要每天一次给药以增加药物依从性。所有DOAC颅内出血风险均低于华法林°	避免用于心房颤动或VTE的长期治疗,可以选择更安全的抗凝替代药物。另见华法林(表1)和达比加群(表3)的标准以及关于华法林和DOAC之间以及DOAC之间选择的备注	中	强
	潘生丁,短效口服药(不适合与阿司匹林缓释组合)	可能导致体位性低血压;有更有效的替代方案;静脉注射可用于心脏压力性测试	避免使用	中	强
	非选择性外周α1受体阻滞剂治疗高血压:多沙唑嗪、哌唑嗪、特拉唑嗪	直立性低血压和相关损伤为高风险,特别是在老年人中;不建议作为高血压的常规治疗;替代药物具有更好的获益/风险比	避免作为降压药使用	中	强

脏器系统、分类、药物		理 由	推 荐	证据质量	推荐强度
心血管和抗血栓药物	中枢α受体激动剂治疗高血压：可乐定、胍法辛	中枢神经系统不良反应为高风险；可能导致心动过缓和体位性低血压；不建议作为高血压的常规治疗	避免使用可乐定作为高血压的一线治疗药物。避免使用其他中枢α激动剂治疗高血压	低	强
	硝苯地平，常释剂型	可能导致低血压；有诱发心肌缺血的风险	避免使用	高	强
	胺碘酮	对维持窦性心律有效，但比心房颤动其他抗心律失常药物毒性更大；对于伴有心力衰竭或严重左心室肥大的患者，如果节律控制优先于心率控制，可能是合理的一线治疗方法	除非患者有心力衰竭或严重左心室肥大，否则避免作为心房颤动的一线治疗	高	强
	决奈达隆	患永久性心房颤动或严重或近期失代偿性心力衰竭患者的预后更差。在某些情况下，症状较轻（NYHA Ⅰ/Ⅱ级）的 HFrEF 患者（如左心室射血分数≤35%）的预后也较差	避免在永久性心房颤动或严重或近期失代偿性心力衰竭患者中使用。对症状较轻（NYHA Ⅰ/Ⅱ级级）的 HFrEF 患者，应谨慎使用	高	强
	地高辛用于心房颤动或心力衰竭的一线治疗	用于心房颤动：不应作为一线药物使用，因为有更安全、更有效的心率控制替代药物。心力衰竭的应用：地高辛的益处和危害的证据相互矛盾，质量较低；大多数（但不是全部）证据担忧在 HFrEF 中的使用。有强有力的证据表明，其他药物作为一线疗法可以降低成人 HFrEF 患者的住院率和死亡率。在心力衰竭中，更高的剂量与额外的益处无关，并且可能增加毒性的风险。鉴于有限的证据表明停药后的临床结果更差，在目前 HFrEF 使用者中停用地高辛时应谨慎。肾脏对地高辛清除率降低可能导致毒性作用风险增加；对于患有第四或第五期慢性肾脏病的患者，可能需要进一步减少剂量	避免将该心率控制药物作为心房颤动的一线治疗药物。避免作为心力衰竭的一线治疗。关于长期用药的 HFrEF 患者的停药问题，请谨慎参阅理由部分。如果用于心房颤动或心力衰竭，应避免剂量＞0.125 mg/天	心房颤动、心力衰竭：低。剂量＞0.125 mg/天：中	强

脏器系统、分类、药物	理　由	推　荐	证据质量	推荐强度
中枢神经系统 具有较强抗胆碱能活性的抗抑郁药，单独或联合使用：阿米替林、阿莫沙平、氯米帕明、地昔帕明、多塞平＞6 mg/天、丙咪嗪、去甲替林、帕罗西汀	高度抗胆碱能，镇静，可引起直立性低血压；低剂量多塞平（≤6 mg/天）的安全性与安慰剂相当	避免使用	高	强
具有较强抗胆碱能活性的抗帕金森病药物：苯托品（口服）、苯海索	不推荐用于预防或治疗抗精神病药物引起的锥体外系症状；治疗帕金森病有更有效的药物可选择	避免使用	中	强
抗精神病药物，第一代（典型）和第二代（非典型）：阿立哌唑、氟哌啶醇、奥氮平、喹硫平、利培酮、其他[d]	痴呆患者脑卒中风险增加，认知能力下降和死亡率增加。其他证据表明，抗精神病药物治疗可增加死亡风险，而独立于痴呆的关联。避免使用抗精神病药物治疗痴呆或谵妄的行为问题，除非非药物方式（如行为干预）失败和／或患者对自己或他人造成重大伤害的风险。若使用，应考虑定期尝试减停，以评估是否需要持续使用和／或最低有效剂量	避免使用，除非是在美国 FDA 批准的适应证中，如精神分裂症、双相情感障碍、帕金森病性精神病（见表 2），重度抑郁症的辅助治疗或短期用作止吐剂	中	强
巴比妥类：异戊巴比妥、苯巴比妥、扑米酮	身体依赖性高，对睡眠作用容易耐受，服用低剂量药物致过量的风险更大	避免使用	高	强

脏器系统、分类、药物	理　由	推　荐	证据质量	推荐强度
中枢神经系统 苯二氮䓬类药物：阿普唑仑、氯二氮䓬（单用或与阿米替林或克利溴铵联用）：氯巴占、氯硝西泮、氯氮䓬、安定、艾司唑仑、劳拉西泮、咪达唑仑、奥沙西泮、替马西泮、三唑仑	苯二氮䓬类药物的使用会增加药物滥用、误用和成瘾的风险。合用阿片类药物可能导致深度镇静、呼吸抑制、昏迷和死亡。老年人对苯二氮䓬类药物的敏感性增加，对长效药物的代谢降低；持续使用苯二氮䓬类药物可能导致临床上显著的身体依赖。一般来说，所有苯二氮䓬类药物都会增加老年人认知障碍、谵妄、跌倒、骨折和机动车碰撞的风险。可能适用于癫痫发作、快速眼动睡眠行为障碍、苯二氮䓬类药物戒断、酒精戒断、严重广泛性焦虑障碍和围手术期麻醉	避免使用	中	强
非苯二氮䓬类苯二氮䓬受体激动剂安眠药（"Z药"）：右佐匹克隆、扎来普隆、唑吡坦	在老年人中出现与苯二氮䓬类药物类似的不良事件（如谵妄、跌倒、骨折、急诊室就诊／住院次数增加、机动车碰撞）；对于睡眠潜伏期和持续时间的改善收效甚微	避免使用	中	强
甲丙氨酯	身体依赖性强，镇静效果强	避免使用	中	强
甲磺酸二氢麦角碱（脱氢麦角生物碱）	缺乏疗效	避免使用	高	强
内分泌系统　雄激素：甲基睾酮、睾酮	潜在心脏问题；潜在前列腺癌风险	除非有临床症状的性腺功能减退症，否则应避免	中	弱

脏器系统、分类、药物	理 由	推 荐	证据质量	推荐强度
内分泌系统 含或不含孕激素的雌激素（包括天然和合成雌激素制剂）	潜在致癌证据（乳腺和子宫内膜）；在老年女性中缺乏心脏保护作用和认知保护。对于60岁及以上开始接受HRT的女性，HRT风险大于获益，因为HRT与更高的心脏病、脑卒中、血栓和痴呆风险有关。有证据表明，阴道雌激素治疗阴道干燥是安全有效的；建议有乳腺癌病史且对非激素治疗无反应的女性与医生讨论低剂量阴道雌激素的风险和获益（如雌二醇剂量＜25 mcg，2次/周）	不要启动系统性雌激素（如口服片剂或透皮贴剂）。已经用药的老年女性考虑停药。阴道乳膏或片剂：可以使用低剂量阴道内雌激素治疗性交困难、复发性下尿路感染和其他阴道症状	口服和贴剂：高。阴道乳膏或片剂：中	口服和贴剂：强。阴道乳膏或片剂：弱
胰岛素，浮动量表（方案仅包含根据当前血糖水平给予的短效或速效胰岛素，而不同时使用基础或长效胰岛素）	无论护理环境如何，低血糖风险更高，而血糖管理没有改善。避免仅根据当前血糖水平给予短效或速效胰岛素，而不同时使用基础或长效胰岛素。该建议不适用于含有基础或长效胰岛素的方案	避免使用	中	强
磺脲类（全部，包括短效和长效）：格列齐特、格列美脲、格列吡嗪、格列本脲	磺脲类药物比其他替代药物具有更高的心血管事件、全因死亡率和低血糖风险。磺脲类药物可能会增加心血管死亡和缺血性卒中的风险。在磺脲类药物中，长效药物（如格列本脲、格列美脲）比短效药物（如格列吡嗪）具有更高的长期低血糖风险	除非使用其他更安全和更有效的药物存在禁忌，否则避免使用磺脲类药物作为一线或二线单药或添加用药。如果使用磺脲类药物，尽量选择短效药物（如格列吡嗪），而不是长效药物（如格列本脲、格列美脲）	低血糖：高心血管事件和全因死亡率：中。心血管死亡和缺血性卒中：低	强

脏器系统、分类、药物	理　由	推　荐	证据质量	推荐强度
内分泌系统 甲状腺激素片	担忧对心脏影响的风险；提供更安全的替代药物	避免使用	低	强
甲地孕酮	对体重的影响很小；增加老年人血栓形成事件和可能死亡的风险	避免使用	中	强
生长激素	对身体影响很小，与水肿、关节痛、腕管综合征、男性乳房发育和空腹血糖受损有关	避免使用，除非因既定病因按严格循证标准诊断为生长激素缺乏症	高	强
胃肠道系统 质子泵抑制剂：右兰索拉唑、埃索美拉唑、兰索拉唑、奥美拉唑、泮托拉唑、雷贝拉唑	艰难梭菌感染、肺炎、胃肠道恶性肿瘤、骨质流失和骨折的风险	除非是高危患者（如口服类固醇皮质激素或长期使用非甾体消炎药）、侵蚀性食管炎、巴雷特食管炎、病理性高分泌状态或证明需要维持治疗（如停药试验或 H2 受体拮抗剂失败），否则应避免计划使用＞8 周	艰难梭菌、骨质流失和骨折：高。肺炎和胃肠道恶性肿瘤：中	强
甲氧氯普胺	可引起锥体外系反应，包括迟发性运动障碍；体弱老年人和长期用药老年人风险更大	避免使用，除非是胃轻瘫，使用时间不超过 12 周，极少数情况除外	中	强
具有强抗胆碱能活性的胃肠道解痉药：阿托品（不包括眼科）、克利溴铵-氯氮䓬、双环胺、莨菪碱、东莨菪碱	高度抗胆碱能，效果不确定	避免使用	中	强
矿物油，口服	潜在误吸和不良反应的风险；提供更安全的替代药物	避免使用	中	强

脏器系统、分类、药物	理　由	推　荐	证据质量	推荐强度
泌尿生殖系统　去氨加压素	低钠血症为高风险；选择夜尿症更安全的替代治疗（包括非药物治疗）	避免用于治疗夜尿症或夜间多尿症	中	强
止痛药　非 COX - 2 选择性 NSAIDs，口服剂型：阿司匹林＞325 mg/天、双氯芬酸、二氟尼柳、依托度酸、氟比洛芬、布洛芬、吲哚美辛、酮咯酸、美洛昔康、萘丁美酮、萘普生、奥沙普秦、吡罗昔康、舒林酸	高危人群发生胃肠道出血或消化性溃疡的风险增加，包括 75 岁以上或服用口服或胃肠外类固醇皮质激素、抗凝药或抗血小板药物的人群；使用质子泵抑制剂或米索前列醇可以降低但不能消除风险。NSAIDs 引起的上消化道溃疡、大出血或穿孔发生在 1％ 的接受 3～6 个月治疗的患者和 2％～4％ 的接受 1 年治疗的患者；随着使用时间的延长，风险持续存在。还会增高血压，诱发肾损伤。风险与剂量有关	避免长期使用，除非其他替代药物无效，并且患者可以服用胃黏膜保护剂（质子泵抑制剂或米索前列醇）。除非其他替代药物无效，并且患者可以服用胃黏膜保护剂（质子泵抑制剂或米索前列醇），否则避免与口服或胃肠外使用类固醇皮质激素、抗凝药或抗血小板药物短期计划性联合使用	中	强
吲哚美辛；酮咯酸（口服和胃肠外）	老年人胃肠道出血/消化性溃疡和急性肾损伤风险增加。所有 NSAIDs 中吲哚美辛不良反应最多，包括更高的 CNS 不良反应风险	避免使用	中	强
哌替啶	口服止痛药在常用剂量下无效；与其他阿片类药物相比，可能具有更高的神经毒性风险，包括谵妄；可选用更安全的替代药物	避免使用	中	强

脏器系统、分类、药物		理 由	推 荐	证据质量	推荐强度
止痛药	骨骼肌松弛剂：卡立普多、氯唑沙宗、环苯扎林、美他沙酮、美索巴莫、奥芬那君	老年人通常对治疗肌肉骨骼疾病的肌肉松弛剂耐受性较差，因其抗胆碱能副作用、镇静作用和骨折风险增加；老年人可耐受剂量的有效性值得怀疑。该标准不适用于通常治疗痉挛的骨骼肌松弛剂（即巴氯芬和替扎尼定），尽管这些药物也会引起严重不良反应	避免使用	中	强

［注］CNS 指中枢神经系统；COX 指环氧化酶；DOAC 指直接口服抗凝药；FDA 指食品药品监督管理局；HFrEF 指射血分数降低型心力衰竭；HRT 指激素替代治疗；INR 指国际标准化比值；NSAIDs 指非甾体抗炎药；NYHA 指美国纽约心脏病协会心功能分级；VTE 指静脉血栓栓塞。ᵃ在每种药物类别下，都列出了美国常用的药物，但出于空间考虑而不可行的情况除外。除非另有说明，在所述药物类别中的所有药物，即使未在本表中列出，也被认为在其出现的标准范围内可能不合适。ᵇ除非另有说明，否则证据质量和推荐等级适用于每个标准内的所有药物和推荐。ᶜ在选择 DOAC 和选择剂量时，应特别考虑肾功能（见表5）、适应证和体重。ᵈ在美国使用的抗精神病药物包括：第一代（"典型"）为氯丙嗪、氟奋乃静、氟哌啶醇、奋乃静；第二代（"非典型"）为阿立哌唑、布瑞哌唑、卡哌嗪、氯氮平、鲁拉西酮、奥氮平、帕利哌酮、匹莫范色林、喹硫平、利培酮、齐拉西酮。这份清单不包括在美国很少或从未在老年人中使用过的抗精神病药。

框 1　抗凝药物推荐的汇总

解 释	推 荐
（1）该标准总结了华法林（表1）、利伐沙班（表1）和达比加群（表3）——需要避免或谨慎使用的抗凝药。与"避免"的推荐相比，"谨慎使用"的推荐反映出更少的担忧和／或更少的明确证据。请参阅这些药物的具体标准，了解更多关于抗凝药相关推荐的信息 （2）在选择直接口服抗凝药（DOAC）及其剂量时，应特别考虑肾功能（见表5），适应证和体重	（1）华法林：避免使用华法林作为治疗静脉血栓栓塞症（VTE）或非瓣膜性心房颤动的初始治疗，除非其他替代方案存在禁忌（如 DOAC）或使用存在实质性障碍。对于长期使用华法林的老年人，继续服用这种药物可能是合理的，特别是那些 INR 控制良好（即 >70% 的时间在治疗范围内）且无不良反应的老年人 （2）利伐沙班：避免使用利伐沙班作为非瓣膜性心房颤动或 VTE 的长期治疗方案，可选择其他更安全的抗凝药 （3）达比加群：谨慎选择达比加群而不是其他 DOAC（如阿哌沙班）作为非瓣膜性心房颤动或 VTE 的长期治疗方案

附表 2　2023 年版美国老年医学会 Beers 标准针对老年人由于药物–疾病或药物–综合征相互作用而可能导致疾病或综合征恶化的潜在不适当用药

疾病或综合征	药　物ᵃ	理　由	推　荐	证据质量ᵇ	推荐强度ᵇ
心血管系统 心力衰竭	西洛他唑、右美沙芬/奎尼丁、非二氢吡啶类CCBs、地尔硫䓬、维拉帕米、决奈达隆、NSAIDs 和 COX‑2 抑制剂、噻唑烷二酮类、吡格列酮	可能会促进液体潴留和/或加剧心力衰竭的潜力（NSAIDs 和 COX‑2 抑制剂，非二氢吡啶类 CCBs，噻唑烷二酮类）；可能会增加老年心力衰竭患者的死亡率（西洛他唑和决奈达隆）；可能会导致 QT 间期延长（右美沙芬/奎尼丁）。注意：这不是心力衰竭患者应避免服用药物的综合清单	避免使用：西洛他唑、右美沙芬/奎尼丁。射血分数降低的心力衰竭患者应避免使用：非二氢吡啶类 CCBs、地尔硫䓬、维拉帕米。无症状性心力衰竭患者应谨慎使用，症状性心力衰竭患者应避免使用：决奈达隆、NSAIDs 和 COX‑2 抑制剂、噻唑烷二酮类、吡格列酮	西洛他唑、右美沙芬/奎尼丁、COX‑2 抑制剂：低。非二氢吡啶类 CCBs、NSAIDs：中。决奈达隆、噻唑二酮：高	强
晕厥	抗精神病药物：氯丙嗪、奥氮平。AChEIs：多奈哌齐、加兰他敏、卡巴拉汀。非选择性外周 α1 受体阻滞剂：多沙唑嗪、哌唑嗪、特拉唑嗪。第三代 TCAs：阿米替林、氯丙咪嗪、多塞平、丙咪嗪	列出的抗精神病药物和第三代 TCAs 会增加直立性低血压的风险。AChEIs 可导致心动过缓，对于可能因心动过缓引起晕厥的老年人应避免使用。非选择性外周 α1 受体阻滞剂会引起直立性低血压，对于可能因直立性低血压引起晕厥的老年人应避免使用	避免使用	高	抗精神病药物、非选择性外周 α1 受体阻滞剂：弱。AChEIs、第三代 TCAs：强

疾病或综合征	药　物	理　由	推　荐	证据质量	推荐强度
中枢神经系统 谵妄	抗胆碱能药物（见表6）。抗精神病药°。苯二氮䓬类药物。类固醇皮质激素（口服和胃肠外）ᵈ。H2受体拮抗剂：西咪替丁、法莫替丁、尼扎替丁。非苯二氮䓬类受体激动剂催眠药（Z药）：右佐匹克隆、扎来普隆、唑吡坦。阿片类药物	避免在谵妄或有高风险的老年人中使用，因有可能诱发或加重谵妄。抗精神病药物：避免使用抗精神病药物治疗痴呆或谵妄的行为问题，除非非药物方式（如行为干预）失败和/或患者对自己或他人造成重大伤害风险。若使用，应考虑定期尝试减停，以评估是否需要持续使用和/或最低有效剂量。类固醇皮质激素：若需要，在最短时间内使用尽可能低的剂量并监测谵妄。阿片类药物：新出现的数据强调了阿片类药物与谵妄间的相关性。对于有疼痛的老年人应平衡利弊，包括使用经过验证的疼痛评估工具和多模式策略，其中包括非药物方法，以尽量减少阿片类药物的使用	避免使用，除非在理由阐述中列出的情况下	H2受体拮抗剂：低。其余：中	强
痴呆或认知障碍	抗胆碱能药物（见表6）。抗精神病药物，长期使用或根据需要持续使用°。苯二氮䓬类。非苯二氮䓬类受体激动剂催眠药（Z药）：右佐匹克隆、扎来普隆、唑吡坦	因其中枢神经系统不良反应避免使用。有关更多信息，请参阅个体药物标准。抗精神病药物：增加痴呆患者的脑卒中风险、认知能力下降和死亡风险。避免使用抗精神病药物治疗痴呆或谵妄的行为问题，除非有记录的非药物方式（如行为干预）失败和/或患者对自己或他人造成重大伤害的风险。如果使用，应考虑定期尝试减停，以评估是否需要持续使用和/或最低有效剂量	避免使用	中	强

疾病或综合征		药　物	理　由	推　荐	证据质量	推荐强度
中枢神经系统	跌倒或骨折史	抗胆碱能药物（见表6）。抗抑郁药（特定类别）：SNRIs、SSRIs、TCAs。抗癫痫药。抗精神病药物[c]。苯二氮䓬类。非苯二氮䓬类受体激动剂催眠药（Z药）：右佐匹克隆、扎来普隆、唑吡坦。阿片类药物	可能导致共济失调、精神运动功能受损、晕厥或再次跌倒。抗抑郁药（特定类别）：跌倒和骨折风险的证据混杂；最新证据表明，SNRIs 可能会增加跌倒风险。苯二氮䓬类药物：短效药物不比长效药物更安全。若必须使用其中一种药物，请考虑减少使用其他会增加跌倒和骨折风险的中枢神经系统活性药物（即抗胆碱能药、特定的抗抑郁药、抗癫痫药、抗精神病药、包括苯二氮䓬类药物和非苯二氮䓬受体激动剂催眠药的镇静／催眠药、阿片类药物），并采取其他措施以降低跌倒风险	除非没有更安全的替代药物，否则避免使用。抗癫痫药：除癫痫发作和情绪障碍外，避免使用。阿片类药物：除非在严重急性疼痛的情况下进行疼痛管理，否则应避免使用	抗抑郁药、阿片类药物：中。所有其他药物：高	强
	帕金森病	止吐药：甲氧氯普胺、奋乃静、异丙嗪。抗精神病药物（氯氮平、匹莫范色林和喹硫平除外）	多巴胺受体拮抗剂可能会加重帕金森病症状。例外：氯氮平，匹莫范色林和喹硫平似乎比其他抗精神病药物加重帕金森病的风险更低	避免使用	中	强
胃肠道系统	胃或十二指肠溃疡病史	阿司匹林。非 COX-2 选择性抑制剂	可能会加剧现有溃疡或引起新发溃疡	除非其他替代药物无效，且患者可以服用胃黏膜保护剂（即质子泵抑制剂或米索前列醇），否则应避免使用	中	强

疾病或综合征		药　物	理　由	推　荐	证据质量	推荐强度
肾/泌尿道	女性尿失禁（所有类型）	非选择性外周 α1 受体阻滞剂[e]：多沙唑嗪、哌唑嗪、特拉唑嗪。口服和透皮雌激素，不包括阴道用雌激素	加重尿失禁（α1 受体阻滞剂），缺乏疗效（口服雌激素）	女性避免使用，详见关于雌激素的推荐（表 1）	α1 受体阻滞剂：中。雌激素：高	强
	下尿路症状，良性前列腺增生	强抗胆碱能药物，除外用于尿失禁的抗毒蕈碱药物（见表 6）	可能会减少尿流并导致尿潴留	男性避免使用	中	强

［注］AChEIs 指胆碱酯酶抑制剂；CCBs 指钙通道阻滞剂；COX 指环氧化酶；NSAIDs 指非甾体抗炎药；SNRIs 指去甲肾上腺素再摄取抑制剂；SSRIs 指选择性 5-羟色胺再摄取抑制剂；TCAs 指三环类抗抑郁药。[a]在每种药物类别下，都列出了美国常用的药物，部分出于空间考虑而没有完全列出。除非另有说明，在所述药物类别中的所有药物，即使未在本表中列出，也应该被认为是其标准中的潜在不适当用药。[b]除非另有说明，否则证据质量和推荐等级适用于每个标准内的所有药物和推荐。[c]可能需要治疗并发的精神分裂症、双相情感障碍和其他特定的心理健康和神经精神疾病，但应以最低有效剂量和尽可能短的持续时间。[d]不包括吸入型和局部用药型。慢性阻塞性肺病急性加重等情况可能需要口服和胃肠外类固醇皮质激素，但应以最低有效剂量和尽可能短的持续时间。[e]选择性外周 α1 受体阻断剂（如坦索罗辛、西罗多辛等）的数据有限，但也可能适用。

附表 3　2023 年版美国老年医学会 Beers 标准潜在不适当药物：老年人慎用药物[a]

药　物[b]	理　由	推　荐	证据质量[c]	推荐强度[c]
达比加群用于长期治疗非瓣膜性心房颤动或 VTE	用于长期治疗非瓣膜性心房颤动或 VTE 时，与华法林（基于头对头临床试验）相比，老年人胃肠道出血风险增加；与阿哌沙班（基于观察性研究和荟萃分析）相比，胃肠道出血和大出血风险增加	用于长期治疗非瓣膜性心房颤动或 VTE 时，谨慎选择达比加群，而不是其他 DOAC（如阿哌沙班）。另见华法林和利伐沙班的标准（表 1）以及关于 DOAC 选择的备注[d]	中	强

药 物	理 由	推 荐	证据质量	推荐强度
普拉格雷/替卡格雷	与氯吡格雷相比,两者都会增加老年人发生大出血的风险,尤其是 75 岁及以上的老年人。然而,这种风险可能会被特定患者的心血管获益所抵消	谨慎使用,尤其是 75 岁及以上的老年人;如果使用普拉格雷,建议 75 岁及以上人群服用较低剂量(5 mg)	中	强
抗抑郁药(特定)/ 抗癫痫药(特定)/ 抗精神病药 / 利尿药 / 曲马多	这些药物可能加重或导致 SIADH 或低钠血症;在老年人开始或改变剂量时密切监测血钠水平	谨慎使用	中	强
右美沙芬/奎尼丁	对痴呆患者的行为症状疗效有限(不适用于治疗假性球麻痹)。可能会增加跌倒的风险,需要关注其与临床疗效明确 的药物的相互作用,以及在心力衰竭患者中使用药物(见表2)	谨慎使用	中	强
甲氧苄啶-磺胺甲噁唑	在肌酐清除率降低的情况下,与 ACEI、ARB 或 ARNI 同时使用时,会增加高钾血症的风险	对于肌酐清除率降低者,谨慎与 ACEI、ARB 或 ARNI 合用	低	强
SGLT2 抑制剂	可能会增加老年人泌尿生殖道感染的风险,尤其是在开始治疗第一个月的女性。老年人发生血糖正常的糖尿病酮症酸中毒的风险也有所增加	谨慎使用。关注老年人泌尿生殖道感染和酮症酸中毒	中	弱

[注]ᵃ"谨慎使用"的建议反映了对该药物与替代药物相比的平衡利弊的担忧,但这些担忧没有上升到其他表格中的"避免使用"建议的水平,因为其证据有限,与替代药物相比潜在危害的证据级别较低,和/或存在可解释的临床情况;ᵇ 在每种药物类别下,都列出了美国常用的药物,部分出于空间考虑而没有完全列出。除非另有说明,在所述药物类别中的所有药物,即使未在本表中列出,也应该被认为是其标准中的潜在不适当用药;ᶜ除非另有说明,否则证据质量和推荐等级适用于每个标准内的所有药物和推荐。ᵈ在选择 DOAC 和选择剂量时,应特别考虑肾功能(见表5),适应证和体重。ACEI 指血管紧张素转换酶抑制剂;ARB 指血管紧张素受体拮抗剂;ARNI 指血管紧张素受体脑啡肽酶抑制剂;DOAC,直接口服抗凝药;SGLT2 指钠-葡萄糖协同转运蛋白-2;SIADH 指抗利尿激素分泌异常综合征;SNRIs 指去甲肾上腺素再摄取抑制剂;SSRIs 指选择性 5-羟色胺再摄取抑制剂;TCAs 指三环类抗抑郁药;VTE 指静脉血栓栓塞症。抗抑郁药(特定)包括米氮平、SNRIs、SSRIs、TCAs;抗癫痫药物(特定)包括卡马西平、奥卡西平;SGLT2 抑制剂包括卡格列净、达格列净、恩格列净、埃格列净。

附 录

目标药物与分类	相关作用的药物与分类	风 险 理 由	推 荐	证据质量[a]	推荐强度[a]
RAS 抑制剂或保钾利尿剂	另一种 RAS 抑制剂或保钾利尿剂	增加高钾血症的风险	对于慢性肾病 3a 期或更高分期的患者,避免同时常规使用 2 种或更多 RAS 抑制剂,或 RAS 抑制剂和保钾利尿剂	中	强
阿片类药物	苯二氮䓬类	增加药物过量和不良反应风险	避免使用	中	强
阿片类药物	加巴喷丁普瑞巴林	增加严重镇静相关不良事件的风险,包括呼吸抑制和死亡	避免使用;除非是从阿片类药物治疗过渡到加巴喷丁或普瑞巴林,或者使用加巴喷丁类药物减少阿片类药物剂量,但在所有情况下都应谨慎使用	中	强
抗胆碱能药物	抗胆碱能药物	使用一种以上具有抗胆碱能活性的药物会增加认知能力下降、谵妄、跌倒或骨折的风险	避免使用,尽量减少抗胆碱能药物的数量(表6)	中	强
抗癫痫药/抗抑郁药/抗精神病药物/苯二氮䓬类/非苯二氮䓬类苯二氮䓬受体激动剂催眠药("Z 药")/阿片类药物/骨骼肌松弛剂	这些中枢神经系统活性药物中≥3 种的任何组合	同时使用≥3 种中枢神经系统活性药物(包括加巴喷丁类的抗癫痫药、抗抑郁药、抗精神病药物、苯二氮䓬类药物,非苯二氮䓬类苯二氮䓬受体激动剂催眠药、阿片类药物和骨骼肌松弛剂)会增加跌倒和骨折的风险	避免同时使用≥ 3 种中枢神经系统活性药物(左侧列举的类别);尽量减少中枢神经系统活性药物的数量	高	强
锂剂	ACEIs、ARBs、ARNIs	增加锂剂中毒的风险	避免使用,检测锂剂血药浓度	中	强

目标药物与分类	相关作用的药物与分类	风 险 理 由	推　荐	证据质量	推荐强度
锂剂	袢利尿剂	增加锂剂中毒的风险	避免使用，检测锂剂血药浓度	中	强
非选择性外周 α1 阻滞剂[b]	袢利尿剂	增加老年女性尿失禁的风险	避免在老年女性中使用，除非病情需要同时使用这两者药物	中	强
苯妥英钠	甲氧苄啶-磺胺甲噁唑	增加苯妥英钠中毒的风险	避免使用	中	强
茶碱	西咪替丁	增加茶碱中毒的风险	避免使用	中	强
茶碱	环丙沙星	增加茶碱中毒的风险	避免使用	中	强
华法林	胺碘酮、环丙沙星、大环内酯类（除外阿奇霉素）、甲氧苄啶-磺胺甲噁唑、SSRIs	增加出血的风险	尽量避免；如同时使用，严密监测 INR	中	强

［注］此表并非与老年人相关的所有药物相互作用的综合列表。ACEI 指血管紧张素转换酶抑制剂；ARB 指血管紧张素受体拮抗剂；ARNI 指血管紧张素受体脑啡肽酶抑制剂；RAS 指肾素-血管紧张素系统；SNRIs 指去甲肾上腺素再摄取抑制剂；SSRIs 指选择性 5-羟色胺再摄取抑制剂；TCAs 指三环类抗抑郁药。RAS 抑制剂包括 ACEIs、ARBs、ARNIs、阿利吉仑；保钾利尿剂包括阿米洛利、氨苯蝶啶；抗癫痫药包括加巴喷丁类；抗抑郁药包括 TCAs、SSRIs、SNRIs。[a] 除非另有说明，否则证据质量和推荐等级适用于每个标准内的所有药物和推荐。选择性外周 α1 受体阻断剂 [b]（如坦索罗辛、西罗多辛等）的数据有限，但也可能适用。

附录

药物		CrCl (mL/min)	理 由	推 荐	证据质量	推荐强度
抗感染药物	环丙沙星	<30	增加 CNS 不良反应(如癫痫发作、意识模糊)和肌腱断裂的风险	当 CrCl<30 mL/min 时,用于治疗常见感染的剂量通常需要减少	中	强
	呋喃妥因	<30	潜在的肺毒性、肝毒性和周围神经病变,尤其是长期使用(另见表1)	当 CrCl<30 mL/min 时,应避免使用	低	强
	甲氧苄啶-磺胺甲噁唑	<30	肾功能恶化和高钾血症的风险增加;同时使用 ACEI、ARB 或 ARNI 时,高钾血症的风险尤为突出	当 CrCl 为 15～29 mL/min,则减少剂量;当 CrCl<15 mL/min,应避免使用	中	强
心血管和抗血栓药物	阿米洛利	<30	高钾血症和低钠血症	避免使用	中	强
	达比加群	<30	CrCl<30 mL/min 的个体缺乏有效性和安全性证据。根据药代动力学不推荐 CrCl 15～30 mL/min 的患者	当 CrCl<30 mL/min 时,应避免使用;当存在药物-药物相互作用时,即使 CrCl>30 mL/min,建议进行剂量调整	中	强
	多非利特	<60	QTc 间期延长和尖端扭转	当 CrCl 为 20～59 mL/min 时,减少剂量;当 CrCl<20 mL/min 时,应避免使用	中	强
	依诺肝素	<30	增加出血的风险	减少剂量	中	强
	方达帕林	<30	增加出血的风险	避免使用	中	强
	利伐沙班	<50	CrCl<15 mL/min 的患者缺乏有效性或安全性证据;CrCl 为 15～30 mL/min 的证据有限	当 CrCl<15 mL/min 时,应避免使用。当 CrCl 为 15～50 mL/min 时,则根据说明书基于适应证制定的给药建议,减少剂量	中	强

	药　物	CrCl (mL/min)	理　由	推　荐	证据质量	推荐强度
心血管和抗血栓药物	螺内酯	＜30	高钾血症	避免使用	中	强
	氨苯蝶啶	＜30	高钾血症和低钠血症	避免使用	中	强
中枢神经系统与镇痛药	巴氯芬	eGFR＜60 mL/min	eGFR＜60 mL/min 或需要慢性透析的老年人罹患需住院治疗的脑病的风险增加	肾功能受损（eGFR＜60 mL/min）的老年人应避免使用巴氯芬。当巴氯芬无法避免时,使用最低有效剂量并监测 CNS 毒性的征象,包括精神状态的改变	中	强
	度洛西汀	＜30	增加消化道不良反应(恶心、腹泻)	避免使用	中	强
	加巴喷丁	＜30	CNS 不良反应	减少剂量	中	强
	左乙拉西坦	≤80	CNS 不良反应	减少剂量	中	强
	NSAIDs(口服和胃肠外)[a]	＜30	增加急性肾损伤和肾功能进一步下降的风险	避免使用	中	强
	普瑞巴林	＜60	CNS 不良反应	减少剂量	中	强
	曲马多	＜30	CNS 不良反应	常释剂型:减少剂量;缓释剂型:避免使用	中	强
胃肠道系统	西咪替丁	＜50	精神状态改变	减少剂量	中	强
	法莫替丁	＜50	精神状态改变	减少剂量	中	强
	尼扎替丁	＜50	精神状态改变	减少剂量	中	强
	高尿酸血症					

药　物		CrCl （mL/min）	理　　由	推　　荐	证据 质量	推荐 强度
胃肠道 系统	秋水仙碱	＜30	胃肠道、神经肌肉和骨髓毒性	减少剂量,监测不良反应	中	强
	丙磺舒	＜30	缺乏效果	避免使用	中	强

［注］本表并非老年肾损伤患者应避免使用或调整剂量的所有药物的综合列表。ACEI 指血管紧张素转换酶抑制剂；ARB 指血管紧张素受体拮抗剂；ARNI 指血管紧张素受体脑啡肽酶抑制剂；CNS 指中枢神经系统；COX 指环氧化酶；CrCl 指肌酐清除率；eGFR 指估算肾小球滤过率；NSAIDs 指非甾体抗炎药。[a]非甾体抗炎药包括：非选择性：双氯芬酸、二氟尼柳、依托度酸、氟比洛芬、布洛芬、吲哚美辛、酮咯酸、美洛昔康、萘丁美酮、萘普生、奥沙普嗪、吡罗昔康、舒林达；选择性 COX‐2：塞来昔布；非乙酰水杨酸盐：二氟尼柳、水杨酸镁。这份列表不包括在美国很少或从未在老年人中使用过的非甾体抗炎药。

附表 6　具有强抗胆碱能活性的药物

药 物 类 别	具 体 药 物
抗抑郁药	阿米替林、阿莫沙平、氯米帕明、地昔帕明、多塞平（＞6 mg/天）、丙咪嗪、去甲替林、帕罗西汀
止吐药	丙氯拉嗪、异丙嗪
抗组胺药（第一代）	溴苯那敏、氯苯那敏、赛庚啶、茶苯海明、苯海拉明、多西拉敏、羟嗪、氯苯甲嗪、异丙嗪、曲普利啶
抗毒蕈碱药物（尿失禁）[a]	达非那新、非索罗定、黄酮哌酯、奥昔布宁、索利那新、托特罗定、曲司氯铵
抗帕金森病药物	苯扎托品、苯海索
抗精神病药物	氯丙嗪、氯氮平、奥氮平、奋乃静
解痉药	阿托品、克利溴铵-氯氮䓬、双环胺、后马托品、莨菪碱、东莨菪碱
骨骼肌松弛剂	环苯扎林、邻甲苯海拉明

［注］本表并非所有具有抗胆碱能活性药物的综合列表。[a]关于某些膀胱抗毒蕈碱药物是否比其他药物对认知产生更明显不良影响的数据缺乏一致的质量；有证据表明奥昔布宁会对认知产生不良影响。鉴于其潜在的抗胆碱能作用,所有膀胱抗毒蕈碱药物都需要谨慎。

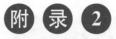

中国老年人潜在不适当用药判断标准

药物名称			用药风险点/使用建议	风险强度
A 级警示药物 (24 种/类)	**神经系统用药(7)**	1 劳拉西泮	(1) 神经系统不良反应(镇静时间延长、健忘、共济失调、认知功能障碍、行为异常);(2) 跌倒;(3) 低血压;(4) 呼吸抑制	高
		2 阿普唑仑	(1) 老年人体内半衰期延长;(2) 神经系统不良反应(镇静时间延长、嗜睡、健忘、共济失调、认知功能障碍、情绪激动、烦躁不安、幻觉、精神错乱、抑郁);(3) 跌倒和骨折;(4) 低血压;(5) 呼吸抑制	高
		3 苯海索	(1) 抗胆碱能不良反应(口干、视物模糊、心动过速、恶心、呕吐、尿潴留、便秘);(2) 长期应用可出现神经系统不良反应(嗜睡、抑郁、记忆力下降、幻觉、意识混乱)	高
		4 二氢麦角碱	(1) 疗效不确切;(2) 用药风险大于获益;(3) 血管收缩可引起心绞痛、高血压	低
		5 艾司唑仑	(1) 神经系统不良反应(镇静时间延长、嗜睡);(2) 跌倒	低
		6 尼麦角林	(1) 疗效不确切;(2) 用药风险大于获益;(3) 体位性低血压;(4) 跌倒	低
		7 唑吡坦	(1) 神经系统不良反应(认知功能障碍、激越、烦躁不安、幻觉、精神错乱、反应时间延长);(2) 跌倒和骨折	低
	精神药物(4)	8 氟西汀	(1) 神经系统不良反应(失眠、头晕、意识不清、烦乱、激越);(2) 低钠血症;(3) 半衰期长	低

药 物 名 称			用药风险点/使用建议	风险强度
A级警示药物(24种/类)	精神药物(4)	9 利培酮	(1)避免用于痴呆患者行为异常的治疗,仅在非药物治疗失败或患者对自己及他人造成威胁时应用;(2)增加痴呆患者的脑血管意外及死亡风险	低
		10 奥氮平	(1)神经系统不良反应(镇静时间延长、认知功能障碍);(2)锥体外系和抗胆碱能不良反应(帕金森症、肌张力减退);(3)跌倒;(4)增加精神病患者的病死率	低
		11 喹硫平	(1)避免用于痴呆患者行为异常的治疗,仅在非药物治疗失败或患者对自己或他人造成威胁时应用;(2)增加痴呆患者的脑血管意外及死亡风险	低
	解热、镇痛、抗炎与抗风湿药(3)	12 萘丁美酮	(1)避免长期使用,除非其他可选择药物疗效不佳,应同时服用胃黏膜保护剂;(2)消化道出血、溃疡(年龄>75岁,口服或肠外给予糖皮质激素、抗凝药物及抗血小板药物)	高
		13 双氯芬酸	(1)消化道出血、溃疡;(2)肝损伤;(3)肾损害;(4)高血压	低
		14 布洛芬	(1)消化道出血、溃疡;(2)肝损伤;(3)肾损害;(4)高血压	低
	心血管系统用药(4)	15 利血平(>0.1 mg/天,降压0号和复方利血平片等)	(1)神经系统不良反应(镇静、抑郁、嗜睡);(2)体位性低血压;(3)胃肠功能紊乱	高
		16 多沙唑嗪	(1)体位性低血压、脑血管和心血管疾病;(2)尿失禁/排尿障碍;(3)神经系统不良反应(眩晕、轻微头晕、嗜睡)	高
		17 地高辛(>0.125 mg/天)	严重心律失常(QT间期延长和尖端扭转性心律失常)	高
		18 胺碘酮	严重心律失常(QT间期延长和尖端扭转性心律失常)	低

药　物　名　称			用药风险点/使用建议	风险强度
A 级警示药物 (24 种/类)	抗过敏药	19　氯苯那敏	(1) 抗胆碱能不良反应(便秘、口干、尿潴留);(2) 神经系统不良反应(镇静时间延长、嗜睡、意识不清、谵妄);(3) 心电图变化(QT 间期延长);(4) 老年人过敏反应首选非抗胆碱能抗组胺药	低
	内分泌系统用药	20　胰岛素(sliding scale)	低血糖风险(谨慎增加剂量)	低
	血液系统用药	21　华法林	(1) 个体差异大,蛋白结合率高,过量易致大出血;(2) 老年人服用药物多,且生理状态改变,可能的相互作用及单药导致的不良反应风险增加;(3) 常规监测凝血指标	低
		22　氯吡格雷	(1) 血液系统不良反应(血小板减少、中性粒细胞减少、胃肠道出血、紫癜、鼻出血、眼部出血、血尿、颅内出血);(2) 神经系统不良反应(头痛、头晕、意识混乱、幻觉)	低
	泌尿系统用药	23　螺内酯(>25 mg/天)	(1) 心力衰竭患者高血钾风险增加,尤其剂量>25 mg/天、合并使用非甾体抗炎药、血管紧张素转化酶抑制剂、血管紧张素受体拮抗剂或补钾制剂;(2) 避免用于心力衰竭或内生肌酐清除率<30 mL/min 的患者	低
	呼吸系统用药	24　茶碱	(1) 心脏不良反应(心房纤维化、心房扑动和心动过速等);(2) 神经系统不良反应(癫痫、失眠、易激惹);(3) 恶心及腹泻(剂量相关性)	低
B 级警示药物 (48 种/类)	神经系统用药	25　氯氮䓬	(1) 老年人体内半衰期延长;(2) 神经系统不良反应(镇静时间延长、嗜睡、健忘、共济失调、认知功能障碍、激越、烦躁不安、幻觉、精神错乱、抑郁);(3) 跌倒和骨折;(4) 低血压;(5) 呼吸抑制	高
		26　硝西泮	(1) 神经系统不良反应(镇静时间延长、认知功能障碍、嗜睡、健忘、共济失调、情绪激动、烦躁不安、幻觉、精神错乱、抑郁);(2) 跌倒和骨折;(3) 低血压;(4) 呼吸抑制	高

附　录

药　物　名　称			用药风险点/使用建议	风险强度
B级警示药物(48种/类)	神经系统用药	27　巴比妥类(除外苯巴比妥)	(1) 比大多数镇静催眠药更易产生依赖性、耐受性和撤药反应；(2) 神经系统不良反应(意识不清)；(3) 跌倒和骨折	高
		28　苯巴比妥	(1) 神经系统不良反应(镇静时间延长、逆转性兴奋作用、嗜睡、记忆减退、异常反应、激越)；(2) 运动障碍、共济失调；(3) 呼吸抑制	高
		29　氯硝西泮	(1) 神经系统不良反应(镇静时间延长、健忘、认知功能障碍、行为异常、谵妄、抑郁)；(2) 呼吸抑制；(3) 共济失调和跌倒	高
		30　地西泮	(1) 老年人体内半衰期延长；(2) 神经系统不良反应(镇静时间延长、嗜睡、健忘、共济失调、认知功能障碍、激越、烦躁不安、幻觉、精神错乱、抑郁)；(3) 跌倒和骨折；(4) 低血压；(5) 呼吸抑制	高
		31　苯妥英	(1) 神经系统不良反应(谵妄、震颤、共济失调、眼震)；(2) 贫血；(3) 骨软化症；(4) 跌倒	高
		32　己酮可可碱	(1) 疗效不确切；(2) 用药风险大于获益；(3) 体位性低血压和跌倒	低
	精神药物	33　阿米替林	(1) 较强的抗胆碱能不良反应(便秘、口干、尿潴留、青光眼)；(2) 神经系统不良反应(镇静时间延长、嗜睡、意识不清、认知功能障碍、谵妄)；(3) 过量产生心脏毒性；(4) 体位性低血压；(5) 跌倒；(6) 风险大于获益	高
		34　氯丙嗪	(1) 体位性低血压、心悸或心电图改变；(2) 锥体外系不良反应(震颤、僵直、流涎、运动迟缓、静坐不能、急性肌张力障碍)，长期大量服药可引起迟发性运动障碍；(3) 次选药物	高
		35　多塞平	(1) 较强的抗胆碱能不良反应(便秘、口干、尿潴留、青光眼)；(2) 神经系统不良反应(镇静时间延长、嗜睡、意识不清、认知功能障碍、谵妄)；(3) 过量产生心脏毒性；(4) 体位性低血压；(5) 跌倒；(6) 风险大于获益	高

药 物 名 称			用药风险点/使用建议	风险强度
B级警示药物(48种/类)	**精神药物**	36 马普替林	(1)较强的抗胆碱能不良反应(便秘、口干、尿潴留、青光眼);(2)神经系统不良反应(镇静时间延长、嗜睡、意识不清、认知功能障碍、谵妄);(3)过量产生心脏毒性;(4)体位性低血压;(5)跌倒;(6)风险大于获益	高
		37 氯氮平	(1)神经系统不良反应(帕金森样症状、肌张力障碍、镇静);(2)抗胆碱能不良反应;(3)粒细胞缺乏症(4)心肌炎;(5)增加精神病患者的死亡风险	高
		38 奋乃静	(1)神经系统不良反应(迟发性运动障碍、帕金森样症状、肌张力障碍、静坐不能、认知功能障碍、镇静时间延长);(2)抗胆碱能不良反应(尿潴留、便秘、视觉改变);(3)体位性低血压;(4)跌倒;(5)增加精神病患者的死亡风险	低
		39 氟奋乃静	(1)神经系统不良反应(迟发性运动障碍、帕金森样症状、肌张力障碍、静坐不能、认知功能障碍、镇静时间延长);(2)抗胆碱能不良反应(尿潴留、便秘、视觉改变);(3)体位性低血压;(4)跌倒;(5)增加精神病患者的死亡风险	低
		40 氟哌啶醇	(1)神经系统不良反应(迟发性运动障碍、帕金森样症状、肌张力障碍、静坐不能、认知功能障碍、镇静时间延长);(2)抗胆碱能不良反应(尿潴留、便秘、视觉改变);(3)体位性低血压;(4)跌倒;(5)增加精神病患者的死亡风险	低
		41 阿立哌唑	(1)避免用于痴呆患者行为异常的治疗,仅在非药物治疗失败或患者对自己或他人造成威胁时应用;(2)增加痴呆患者的脑血管意外及死亡风险	低
		42 氟伏沙明	(1)恶心、呕吐;(2)困倦、头晕;(3)抗胆碱能不良反应(口干、便秘)	低
		43 舒必利	(1)锥体外系不良反应;(2)迟发性运动障碍	低

药 物 名 称			用药风险点/使用建议	风险强度
B级警示药物(48种/类)	解热、镇痛、抗炎与抗风湿药	44 吲哚美辛	(1)神经系统不良反应多于其他非甾体抗炎药;(2)消化道出血、溃疡或穿孔;(3)肝损伤;(4)肾损伤	高
		45 ≥2种非甾体抗炎药合用	未见疗效提高,但发生不良反应的风险增加	高
		46 保泰松	(1)消化道出血、溃疡或穿孔;(2)血液系统不良反应	高
		47 吡罗昔康	(1)消化道出血、溃疡或穿孔;(2)肾损伤;(3)高血压	高
		48 萘普生	(1)消化道出血、溃疡;(2)肾损伤;(3)高血压	高
		49 酮洛芬	(1)消化道出血、溃疡或穿孔;(2)高血压;(3)肝损伤;(4)肾损伤	低
		50 依托考昔	(1)消化道出血、溃疡或穿孔;(2)存在心血管方面的禁忌证	低
	心血管系统用药	51 可乐定	(1)体位性低血压;(2)心动过缓;(3)晕厥	高
		52 普鲁卡因胺	(1)避免作为心房颤动的一线用药;(2)对于老年患者,控制心率比控制心律可更多获益	高
		53 硝苯地平(常释剂型)	(1)心肌梗死或中风的风险增加;(2)低血压;(3)便秘	低
	抗感染药物	54 加替沙星	(1)血糖异常改变(高血糖、低血糖);(2)神经系统不良反应(头晕、痉挛、抽搐、晕厥、意识模糊、昏迷、癫痫、精神异常);(3)心脏不良反应(心悸、心动过缓、QT间期延长)	低
		55 氨基糖苷类抗生素	(1)肾损害;(2)耳毒性	低
		56 万古霉素	(1)皮肤反应(Stevens-Johnson综合征、中毒性表皮坏死症、剥脱性皮炎);(2)肝损伤;(3)肾损伤;(4)休克、过敏样症状	低
		57 克林霉素	(1)过敏样反应(过敏性休克、高热、寒战、喉头水肿、呼吸困难);(2)泌尿系统不良反应(血尿、急性肾损伤)	低

药 物 名 称			用药风险点/使用建议	风险强度
B级警示药物(48种/类)	抗过敏药	58 异丙嗪	(1)抗胆碱能不良反应(口干、视物模糊、胃肠道反应);(2)神经系统不良反应(镇静、嗜睡、意识障碍);(3)老年人过敏反应首选非抗胆碱能抗组胺药	低
		59 苯海拉明	(1)抗胆碱能不良反应(口干、视物模糊、胃肠道反应);(2)神经系统不良反应(镇静、头晕、意识障碍);(3)心电图变化;(4)老年人过敏反应首选非抗胆碱能抗组胺药	低
	内分泌系统用药	60 生长激素	(1)体液潴留(水肿、关节痛、腕管综合征);(2)男性乳房女性化;(3)空腹血糖受损	高
		61 格列本脲	长效药物,可引起低血糖	低
		62 甲地孕酮	(1)增加血栓风险;(2)增加老年患者死亡风险	低
	血液系统用药	63 噻氯匹定	(1)防治血栓作用并不优于阿司匹林;(2)血液系统不良反应(中性粒细胞减少/粒细胞缺乏、血栓性血小板减少性紫癜、再生障碍性贫血、出血倾向)	高
	消化系统用药	64 莨菪碱类	(1)疗效不确切;(2)抗胆碱能作用强;(3)避免使用(特别是长期使用)	高
		65 颠茄生物碱	(1)疗效不确切;(2)抗胆碱能作用强;(3)避免使用(特别是长期使用)	高
		66 西咪替丁	(1)神经系统不良反应(意识障碍、谵妄);(2)比其他 H_2-受体阻滞剂更多的相互作用	低
	麻醉药与麻醉辅助用药	67 哌替啶	(1)神经系统不良反应(意识不清、谵妄、癫痫发作、镇静);(2)呼吸抑制;(3)跌倒	高

药　物　名　称			用药风险点/使用建议	风险强度
B级警示药物(48种/类)	麻醉药与麻醉辅助用药	68 吗啡、吗啡缓释片	(1) 使用过量易出现呼吸抑制;(2) 一旦发生呼吸抑制则持续时间长	低
		69 曲马多	(1) 神经系统不良反应(癫痫发作、谵妄、眩晕);(2) 呕吐;(3) 便秘	低
	骨骼肌松弛药	70 巴氯芬	(1) 跌倒;(2) 神经系统不良反应(健忘、意识障碍、嗜睡、谵妄、头痛、镇静)	低
		71 氯唑沙宗	(1) 难以耐受的抗胆碱能不良反应;(2) 可耐受剂量的疗效不确切;(3) 镇静;(4) 骨折	低
	泌尿系统用药	72 托特罗定	(1) 抗胆碱能不良反应(便秘、口干、加重青光眼);(2) 神经系统不良反应(谵妄、认知功能障碍)	低

Snellen 视力表

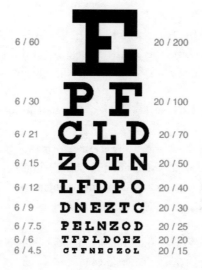

主要参考文献

［1］陈旭娇，严静，王建业，等. 老年综合评估技术应用中国专家共识［J］. 中华老年医学杂志，2017，36（5）：471－477.

［2］Mahoney F I, Barthel D W. Functional Evaluation：The Barthel Index［J］. Md State Med J, 1965, 14：61－65.

［3］Lawton M P, Brody E M. Assessment of older people：self-maintaining and instrumental activities of daily living［J］. Gerontologist, 1969, 9（3）：179－186.

［4］Podsiadlo D, Richardson S. The timed "Up & Go"：a test of basic functional mobility for frail elderly persons［J］. J Am Geriatr Soc, 1991, 39（2）：142－148.

［5］Guralnik J M, Simonsick E M, Ferrucci L, et al. A short physical performance battery assessing lower extremity function：association with self-reported disability and prediction of mortality and nursing home admission［J］. J Gerontol, 1994, 49（2）：M85－M94.

［6］Tinetti M E. Performance-oriented assessment of mobility problems in elderly patients［J］. J Am Geriatr Soc, 1986, 34（2）：119－126.

［7］Berg K O, Wood-Dauphinee S L, Williams J I, et al. Measuring balance in the elderly：validation of an instrument［J］. Can J Public Health, 1992, 83 Suppl 2：S7－S11.

［8］Forrest G P, Chen E, Huss S, et al. A comparison of the Functional Independence Measure and Morse Fall Scale as tools to assess risk of fall on an inpatient rehabilitation［J］. Rehabil Nurs, 2013, 38（4）：186－192.

［9］Jiang J L, Fu S Y, Wang W H, et al. Validity and reliability of swallowing screening tools used by nurses for dysphagia：A systematic review［J］. Ci Ji Yi Xue Za Zhi, 2016, 28（2）：41－48.

［10］中国康复医学会吞咽障碍康复专业委员会. 中国吞咽障碍康复管理指南（2023 版）［J］. 中华物理医学与康复杂志，2023，45（12）：1057－1072.

［11］Olivares J, Ayala L, Salas-Salvadó J, et al. Assessment of risk factors and test performance on malnutrition prevalence at admission using four different screening tools［J］. Nutr Hosp, 2014, 29（3）：674－680.

［12］Rubenstein L Z, Harker J O, Salvà A, et al. Screening for undernutrition in geriatric practice：developing the short-form mini-nutritional assessment (MNA－SF)［J］. J Gerontol A Biol Sci Med Sci, 2001, 56（6）：M366－M372.

[13] Folstein M F, Folstein S E, Mchugh P R. "Mini-mental state". A practical method for grading the cognitive state of patients for the clinician[J]. J Psychiatr Res, 1975, 12(3): 189 - 198.

[14] Tang Y. The MoCA as a cognitive screening tool for Mild Cognitive Impairment (MCI) in elderly adults in China[J]. Psychiatry Res, 2020, 291: 113210.

[15] Allgaier AK, Kramer D, Mergl R, et al. Validity of the geriatric depression scale in nursing home residents: comparison of GDS - 15, GDS - 8, and GDS - 4[J]. Psychiatrische Praxis, 2011, 38(6): 280 - 286.

[16] Costantini L, Pasquarella C, Odone A, et al. Screening for depression in primary care with Patient Health Questionnaire - 9 (PHQ - 9): A systematic review[J]. J Affect Disord, 2021, 279: 473 - 483.

[17] Lewinsohn P M, Seeley J R, Roberts R E, et al. Center for Epidemiologic Studies Depression Scale (CES - D) as a screening instrument for depression among community-residing older adults[J]. Psychol Aging, 1997, 12(2): 277 - 287.

[18] 段泉泉,胜利.焦虑及抑郁自评量表的临床效度[J].中国心理卫生杂志,2012,26(9): 676 - 679.

[19] 高升润,李雨衡,李芸,等.老年患者术后谵妄术前预测的研究进展[J].老年医学研究,2023,4(6): 52 - 57.

[20] Thompson M Q, Theou O, Tucker G R, et al. FRAIL scale: Predictive validity and diagnostic test accuracy[J]. Australas J Ageing, 2020, 39(4): e529 - e536.

[21] Fried L P, Tangen C M, Walston J, et al. Frailty in older adults: evidence for a phenotype[J]. J Gerontol A Biol Sci Med Sci, 2001, 56 (3): M146 - M156.

[22] Saenger A, Caldas C P, Raîche M, et al. Identifying the loss of functional independence of older people residing in the community: Validation of the PRISMA - 7 instrument in Brazil[J]. Arch Gerontol Geriatr, 2018, 74: 62 - 67.

[23] Chen L K, Woo J, Assantachai P, et al. Asian Working Group for Sarcopenia: 2019 Consensus Update on Sarcopenia Diagnosis and Treatment[J]. J Am Med Dir Assoc, 2020, 21(3): 300 - 307.

[24] Andruszkiewicz A, Basińska M A, Felsmann M, et al. The determinants of coping with pain in chronically ill geriatric patients—the role of a sense of coherence[J]. Clin Interv Aging, 2017, 12: 315 - 323.

[25] Rapo-Pylkkö S, Haanpää M, Liira H. Subjective easiness of pain assessment measures in older people[J]. Arch Gerontol Geriatr, 2016, 65: 25 - 28.

[26] Abizanda S P, Paterna M G, Martínez S E, et al. [Comorbidity in the elderly: utility and validity of assessment tools][J]. Rev Esp Geriatr Gerontol, 2010, 45(4): 219 - 228.

[27] Brusselaers N, Lagergren J. The Charlson Comorbidity Index in Registry-based Research[J]. Methods Inf Med, 2017, 56(5): 401 - 406.

[28] Zitser J, Allen I E, Falgàs N, et al. Pittsburgh Sleep Quality Index (PSQI) responses are modulated by total sleep time and wake after

sleep onset in healthy older adults[J]. PLoS One, 2022, 17(6): e0270095.

[29] Kim K W, Kang S H, Yoon I Y, et al. Prevalence and clinical characteristics of insomnia and its subtypes in the Korean elderly[J]. Arch Gerontol Geriatr, 2017, 68: 68 - 75.

[30] 李恩泽. 失眠严重指数量表的效度和信度研究[D]. 南方医科大学,2018.

[31] 赖其伦,刘小利.《美国老年医学会老年人潜在不适当用药 Beers 标准 2023 年版更新》译文[J]. 中华老年病研究电子杂志,2023,10(3): 5 - 21.

[32] 闫妍,王育琴,沈芊,等. 中国老年人潜在不恰当用药目录的研制[J]. 药物不良反应杂志,2015,17(1): 19 - 26.

[33] Pérès K, Matharan F, Daien V, et al. Visual Loss and Subsequent Activity Limitations in the Elderly: The French Three-City Cohort [J]. Am J Public Health, 2017, 107(4): 564 - 569.

[34] 吾之琦. 尿失禁症状评估工具的研究进展[J]. 当代护士,2023,30(23): 13 - 16.

[35] Norton D. Calculating the risk: reflections on the Norton Scale[J]. Decubitus, 1989, 2(3): 24 - 31.

[36] Jansen R, Silva K, Moura M. Braden Scale in pressure ulcer risk assessment[J]. Rev Bras Enferm, 2020, 73(6): e20190413.

[37] Leung K K, Chen C Y, Lue B H, et al. Social support and family functioning on psychological symptoms in elderly Chinese[J]. Arch Gerontol Geriatr, 2007, 44(2): 203 - 213.

[38] 张错婷,李丽萍. 老年人居家环境评估量表的研究进展[J]. 伤害医学(电子版),2021,10(2): 41 - 47.

[39] Golemi I, Salazar A J, Tafur A, et al. Venous thromboembolism prophylaxis using the Caprini score[J]. Dis Mon, 2019, 65(8): 249 - 298.

[40] Barbar S, Noventa F, Rossetto V, et al. A risk assessment model for the identification of hospitalized medical patients at risk for venous thromboembolism: the Padua Prediction Score[J]. J Thromb Haemost, 2010, 8(11): 2450 - 2457.

老年综合评估标准数据集（2024版）